中医养生全书

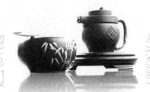

中医药物养生

总主编　陈涤平

主　编　曾　莉　卞尧尧

副主编　李文林　房玉玲　冯全服

东南大学出版社
SOUTHEAST UNIVERSITY PRESS
·南京·

内 容 提 要

几千年来,中药养生积累了极其丰富的延年益寿的理论与方法,形成了源远流长、各具特色的中国传统养生学。中医药物是中华养生瑰宝上的璀璨明珠。本书主要介绍中药养生的认识、中药药茶养生、中药药膳养生、中药药浴养生、中药贴敷养生等。本书由专家编写,有一定的权威性,同时又通俗易懂,图文并茂,可操作性强。

本书可供各类人员阅读,也可作为健康保健师的培训教材。

图书在版编目(CIP)数据

中医养生全书 / 陈涤平主编. —南京 : 东南大学出版社,2014.11
ISBN 978 - 7 - 5641 - 5232 - 1

Ⅰ. ①中… Ⅱ. ①陈… Ⅲ. ①养生(中医)—基本知识 Ⅳ. ①R212

中国版本图书馆 CIP 数据核字(2014)第 229472 号

中医养生全书——中医药物养生

出版发行	东南大学出版社	
出 版 人	江建中	
社　　址	南京市四牌楼 2 号	
邮　　编	210096	
经　　销	江苏省新华书店	
印　　刷	常州市武进第三印刷有限公司	
开　　本	700 mm×1 000 mm　1/16	
印　　张	48.75	
字　　数	651 千字	
版　　次	2014 年 11 月第 1 版　2014 年 11 月第 1 次印刷	
书　　号	ISBN 978 - 7 - 5641 - 5232 - 1	
定　　价	109.00 元	

* 本社图书若有印装质量问题,请直接与营销部联系,电话:025-83791830。

《中医养生全书》编委会

该书是国家中医药管理局"中医药预防保健服务能力提升工程"项目资助成果之一；

该书是江苏省人民政府、国家中医药管理局共建南京中医药大学健康养生研究中心一期项目及江苏省中医药管理局资助项目建设成果之一；

该书是南京中医药大学中医养生学科（国家中医药管理局重点学科）建设成果之一。

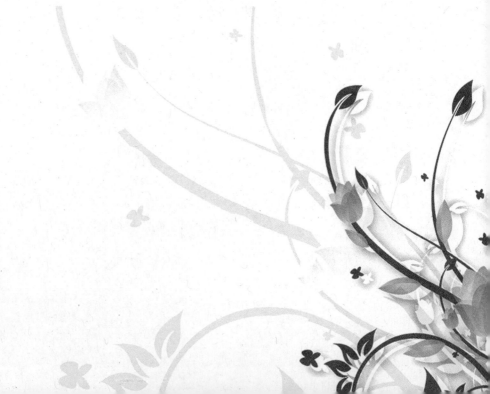

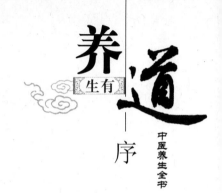
在漫长的人类历史发展过程中，健康与长寿一直是人们向往和追求的美好愿望。中国最早的一部诗歌总集《诗经》就已经频频出现"万寿无疆"、"绥我眉寿"、"寿考维祺"等祝辞式诗句。健康的身体是人类一切活动的动力源泉，所谓"天覆地载，万物悉备，莫贵于人"。如今，随着世界经济、文化、环境的变化以及世界人口老龄化的发展，人们对健康与长寿的渴求更加强烈。世界卫生组织提出"21世纪人人享有健康"全球卫生战略，也已把健康作为一项人权着重强调。那么，如何才能达到"身体、精神及社会生活中的完美状态"呢？数千年的中医养生文化以其独特的理论体系与丰富的临床经验为我们提供了可资汲取的宝贵经验。

目前，社会上掀起了一波又一波的"养生热"，养生类书籍更是琳琅满目、林林总总，"中医世家"、"医学博士"等成为这类养生书籍的卖点。社会上流行的"养生热"，把养生或等同于食疗，或等同于按摩，不一而足。更有甚者，名为"中医养生"，而实际上和中医毫不相干。这一社会现象一方面使得"养生"与"中医"概念混淆，对传统中医文化产生了或多或少的不利影响。另一方面，恰恰体现出了将传统中医养生文化发扬光大的重要性与迫切性。所谓中医养生是指在中医理论指导下，探索和研究中国传统的颐养身心、增进健康、减少疾病、延年益寿的理论和方法，并用这种理论和方法指导人们保健

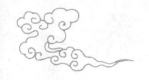

活动的实用科学。《素问·四气调神大论》曰："圣人不治已病治未病，不治已乱治未乱。""治未病"的实质就是"人人享有健康"，具有非常强烈的现代预防医学意味。以中医养生文化的"治未病"观念为核心，可以有效地提高人类的健康水平，有利于弘扬传统文化，符合当今世界医学的发展趋势。

"形而上者谓之道，形而下者谓之器"，《中医养生全书》以"中医养生之道"为中心，以中医养生理论为指导，突破了其他中医养生书只重视养生方法的局限。本书分为中医运动养生、中医药物养生、中医食物养生、中医经络养生、中医情志养生与中医美容养颜等 6 个分册，全面、系统、准确地阐述中医养生理论与方法。本书的编者深谙中医养生理论精髓，在编写上颇具匠心，语言表述极为规范。基于实用的目的，本书对中医养生的深邃理论、古奥的名词术语均以科普的形式予以通俗化处理，简单易懂，可操作性强。在内容编排上附有相应的精美插图，使读者在获得养生防病知识的同时，又获得了视觉上的美好享受。本书正本清源地向读者展示了中医养生文化的博大精深，可以"原汁原味"地满足广大读者对中医养生理论与方法的渴求。总而言之，本书科学、安全、有效的中医养生理论与方法必将进一步推动"中医热"的真正实现，为中医养生文化的传播起到促进作用。

"我命在我不在天"，人们的健康掌握在自己手里，《中医养生全书》就是为读者实现生命的自我管理提供了科学而有效的理论与方法。

阎仲璞

2014 年 8 月

养道

生有

中医养生全书

编者的话

中医养生学内容博大精深。它的理论与实践无不凝聚着中国式的哲学思维,渗透着天道与人道统一的观念。实践表明,中医养生学对于现代疾病的预防与已病防变方面显示出了巨大的优势。本书对中医养生之道、中医养生之法都作了细致入微的阐释,意求立体地呈现出中医养生文化的内涵与方法。

本书共分为六分册,包括中医运动养生、中医药物养生、中医食物养生、中医经络养生、中医情志养生与中医美容养颜。本书总主编为陈涤平教授,各分册主编、副主编如下:

《中医运动养生》主编陈涤平,副主编李文林、丁娟、王亚丽、李志刚。

《中医药物养生》主编曾莉、卞尧尧,副主编李文林、房玉玲、冯全服。

《中医食物养生》主编陈涤平,副主编卞尧尧、房玉玲、高雨、杨丽丽。

《中医经络养生》主编顾一煌、张云,副主编王伟佳、张娅萍、程茜、杨丽丽。

《中医情志养生》主编陈仁寿、高雨,副主编卞尧尧、张云、杨斓。

《中医美容养颜》主编李文林、程茜,副主编房玉玲、曾燕、高雨。

本书6个分册既有统一的风格,又保持了各自的特色。在本书的编写过程中,编者们尽了很大的努力,但是仍然不免有某些失误与欠缺,期望广大读者见谅。

另外,《中医养生全书》的出版问世,得到国家中医药管理局中医健康养生重点学科的资助,是南京中医药大学中医健康养生学科建设的系列成果之一。

最后,在本书即将付梓之际,谨向热情支持与帮助的专家、学者们深致谢忱。

《中医养生全书》编委会
2014 年 8 月

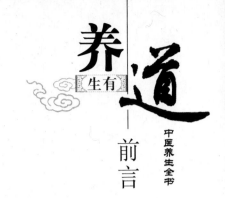

养生是扎根于中华大地的文化，古老而又新兴。随着生活水平的提升，人们越来越注重生活质量，越来越注重健康。养生是通过身心等不同层次进行摄养，提升精、气、神，而达到强身健体、防病祛病、延年益寿的目的。

养生，始见于《庄子·内篇》。顾名思义，所谓养，就是摄养、保养、护养的意思；所谓生，就是生命、生长、生存的意思。养生，就是根据生命发展的规律，以达到摄养身体、延年益寿的目的的科学理论和方法。

中医是国粹之一，是中华民族的瑰宝，是中华民族传统文化的重要组成部分之一，积淀着中国传统思想文化发展的成果。先人立足时代背景，以独到的人生观、世界观、宇宙观及生命观促进药食养生理论及实践的发展。

中医药物养生为民族延年益寿做出了贡献，特别是在慢性病以及未病先防等方面颇有特色。中药是中医发挥作用主要载体之一，所以中药在养生保健方面发挥了重要的作用。而中医视角下的食物也有了四气五味，升降沉浮，被赋予了食性，进而能够调理气机，调和阴阳，发挥养生保健作用。

健康，是人类一个永恒的追求，中华民族更是执着。几千年来，中药养生积累了极其丰富的延年益寿的理论与方法，形成了源远流长、各具特色的中国传统养生学。中医药物是中华养生瑰宝上的璀璨明珠。

编　者
2014 年 8 月

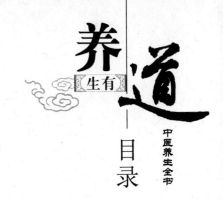

养生有道
中医养生全书

目录

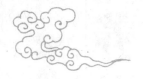

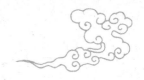

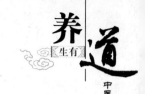
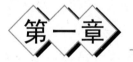 认识中药药物养生

在原始社会和奴隶社会的漫长年代,随着食物品种的逐步增多和医药知识的逐步积累,补品的应用也逐步萌芽,到了周代已成雏形。据《周礼·天官》记载:"食医中士二人,掌和王之六食、六饮、六膳、六馐、百酱、八珍之剂。"当时食医专管调和食味,注意营养,防止疾病,确定四时的饮食,是专为王家服务的。书中记载:"以五味、五谷、五药养其病。"说明当时已知道应用多种具有补益作用的食物和中药补养身体,促进病愈。此事约在公元前 1066 年,距今已有三千多年的历史。

马王堆西汉古墓出土的竹简《十问》写道:"君必食阴以为常,助以柏实盛良,饮走兽泉英,可以却老复壮,曼泽有光。"这段话的意思就是必须经常服食滋阴的食物或药物,加上柏实就很好。饮用牛、羊乳或进食动物阴茎及睾丸熬的汤可以延缓衰老、恢复健康,使容颜焕发神采。

帛书《五十二病方》记载的药物中有谷类 15 种、菜类 10 种、果类 5 种、禽类 6 种、兽类 23 种、鱼类 3 种等,共计 92 种,其中补品占较大比例。书中记载病证 50 余种,不少都可以用这些补益食物予以补养。

中医经典著作《黄帝内经》指出:"五谷为养,五果为助,五畜为益,五菜为充,气味合而服之,以补益精气。"

《神农本草经》是我国最早的药学专著,书中记载 365 种中药,其中具有补益作用者达 50 多种,而且重点记载了人参、鹿茸、黄芪、当归、地黄、枸杞等著名的补益中药。如人参,气味甘寒无毒,主补五脏,安精神,定魂魄,止惊悸,除邪气,明目,开心益智,久服轻身延年。

汉末"医圣"张仲景《伤寒杂病论》以六经论伤寒,以脏腑论杂病,提出了辨证施治的原则,创造了不少补益名方,为后世补法的发展打下了

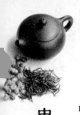

坚实的基础。仲景辨证论治的思想为祖国医学之精髓，其所载方剂备受推崇，被称为"方书之祖"。

晋隋唐宋时代，在对前人进补经验总结的基础上，补品的应用逐步发展，并不断得到充实。晋代葛洪所著的《肘后方》中，首先记载了用猪胰治疗消渴（即糖尿病），开创了以脏补脏的补养方法。初唐著名医家孙思邈提倡中老年人宜"四时勿阙补药"。他对补益方药的研究十分精深，著有《备急千金要方》和《千金翼方》，创制了众多的补方，例如羊肉汤、羊肉当归杜仲汤等。唐宋期间出现了一批食疗著作，例如孟诜的《食疗本草》、昝殷的《食医心鉴》、杨晔的《膳夫经手录》、陈士良的《食性本草》、林洪的《山家清供》等，这些食疗著作中收载了不少补品，较大地丰富和充实了进补的内容。

金元明清时代，由于各民族文化的交流和补品运用经验的积累，补品的品种有了很大的扩充，养生疗法的认识也有了进一步提高和深化。

金元有四大名家，其中刘完素著《素问玄机原病式》，倡火热病机之说，以降心火、益肾水为主治疗火热病；张从正著《儒门事亲》指出："养生当论食补"、"精血不足当补之以食"，主张食养补虚；李杲著《脾胃论》，极力提倡培补脾胃法，主张用甘温类补药如人参、黄芪等补益脾胃、培养元气；朱丹溪著《丹溪心法》，提倡"阳常有余，阴常不足"之论，示后人注重保存阴精。

元代医家忽思慧著的《饮膳正要》，从健康人的饮食补养立论，继承了食、养、医结合的传统，而且收载了西域等少数民族的补益食物，是我国古代著名的营养学专著。

在古代的很长时期内，限于当时的科学水平，人们企图通过服食铅、汞等金丹之药而获得长寿，以致多人屡遭不幸，悲剧丛生。

明代伟大的药物学家李时珍对这种服食金石"延寿"之术深恶痛绝，进行了严厉的批判，同时十分重视动植物类补品，这在他的药学巨著《本草纲目》中得到了充分的体现。以五加为例，书中记载其有补中益精、强志延寿之效，治风湿痿痹、壮筋骨，其功良深。他转引唐慎微语"宁得一把五加,不用金玉满车",又介绍造酒之方:将五加根皮洗净,去骨、茎、叶,也可以水煎汁和曲酿米,酒成,时时饮之。"加远志为使更良",能祛风湿,壮筋骨,顺气化痰,添精补髓,"久服延年益老"。再以蜂蜜为例,书中记载其入药功用有五,"清热也,补中也,解毒也,润燥也,止痛也"。生则性凉,故能清热;熟则性温,故能补中;甘而如平,故能解毒;桑而润泽,故能润燥;缓可去急,故能止心腹疮疡肌肉之痛;和可以致中,故能调和百药,而与甘草同功。他并引用陶弘景语:"石蜜,道家丸饵,莫不需之,仙方亦单服食,云至长生不老也。"

明末医家张景岳对补益方药颇有研究,他在《真阴论》中强调:阳非有余,而阴常不足。他认为,阴精正是阳气的根本,阳化气,阴成形,如无阴精之形,便不足以载阳气。所以物之生,生于阳;物之成,成于阴。阴精与阳气互根而不可分。

到了清代,随着科学水平的提高,人们不再轻信金丹"延寿"之说,因而补品也就更加受人推崇。以宫廷为例,噙化人参就是清宫中十分常用的进补方法。乾隆朝《上用人参底簿》记载:"自乾隆六十二年(宫中纪年,实为嘉庆三年)十二月初一始,至乾隆六十四年正月初三止,皇上共进人参三百五十九次,四等人参(实为上好品种,与民间评价不同)三十七两九钱。"每日为一钱左右。光绪朝慈禧太后《人参底簿》亦记载:"自(光绪)二十六年十一月二十三日起,至二十七年九月二十八日,计三百三十一天,共用噙化人参二斤一两一钱。"每日亦约进一钱。这种小量长服的进补方法对老年人补益强壮是很有好处的。乾隆、慈禧均获高寿,与噙化人参不无关系。在食补方面值得一提的有:王士雄的《随息居饮食谱》强调"人以食为养",提出食物补养对生命的重要性;叶天士的《温热论》,总结了热性病的食养经验,创制了养胃阳以善后的五汁饮;费伯雄的《食养疗法》首次明确提出"食养疗法"一词。

20世纪50年代以来,补品的研究和应用有了很大的发展。中西医工作者采用多种现代科学技术方法对补益中药的化学成分、药理作用和临床疗效等进行了大量的研究和观察,认为这些补益中药能够延长细胞寿命和生物生存时间,从而具有延缓衰老的效能,能够提高细胞免疫和

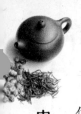

体液免疫功能,从而有利于预防癌症和传染病的发生;能够改善脑、心、肾等重要器官的功能,增强垂体-性腺轴和垂体-肾上腺皮质轴的功能,提高人体的呼吸、消化和造血功能,改善机体代谢状况和内环境,补充多种微量元素,从而使人体功能健全,精力充沛,中老年人则有"返老还童"之感。此外,对补益食物的研究证实,它们能够提供人体必需的蛋白质、脂肪、碳水化合物、维生素和无机盐等各种营养物质,从而增强体质,保障健康。随着人民生活水平的改善,人们对补品的需求也与日俱增,补品及其制剂的生产,无论在品种上还是在产量、质量上都有了很大的提高。补品已普遍进入百姓人家,服食的方法也更加丰富多彩,服食补品成为他们养生保健和治疗疾病的有力手段。近年来,有一批有关饮食治疗、养生中药和进补的专著涌现,标志着补品应用已进入了一个相对成熟的阶段。

总之,中医养生是中国传统文化的瑰宝,中药养生源远流长。数千年来,中华养生文化秉承《黄帝内经》核心理论传承发展、生生不息,形成了完备的理论和方法体系。中医养生文化博大精深,富有强大的生命力,中华养生文化体现了"天人合一"的整体观理念,始终把人置身于天地之间,随四时变换而养。正是这种和谐共存、与天地协调一致的理念才使中华养生文化源远流长、久盛不衰,爆发出蓬勃的生命力。

生活方式的改变以及疾病谱的变化,使人们越来越注重健康。目前,回归自然的养生保健热潮在席卷全球,中医药物养生保健风靡神州大地,中国五千年以来的中医养生文化受到了各国人们的推崇。中药养生不仅是健康人预防疾病和延年益寿的方法,也是生病之人的基础疗法。从中医视角探讨,正气存内邪不可干,阴平阳秘则身体健康,百病多源于人体内部脏腑阴阳失衡,源于人体内环境平衡的打破。中药作为中医作用发挥的重要载体,在养生过程中发挥着重要的作用,所谓诸多养生方式之首善,历来为医家及养生家所推崇。就其具体形式而言,有中药药茶、中药药膳、中药敷贴、中药药浴等。

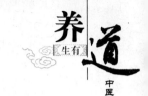

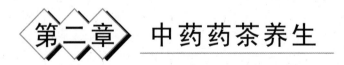

认识药茶养生

茶是中国文化的重要载体,茶道是一种独特的传统文化,能修身养性。中医视角的茶具有其独特的保健作用。中医之茶亦称为药茶。药茶即茶剂,是指以含有茶或不含茶的药物经加工而成的制剂,在应用时多采取沸水浸泡取汁服或加水煎汁服,可随时代茶饮而起到治疗保健的作用。

三国魏时张揖所著的《广雅》是最早记载药茶的文献,可见药茶历史非常悠久,是祖国传统医学宝库中一个重要组成部分。

从此,方书中有药茶的篇章记载。由宋代朝廷组织有关名家编著的大型方书《太平圣惠方》于公元 992 年正式刊行,其书 97 卷中就有药茶诸方一节,收药茶方剂 8 首。公元 1078 年,由宋代太医局编成的《和济局方》中也有药茶的专篇介绍,其中的"川芎茶调散"一方可称得上是较早出现的成品药茶。至明清时期,药茶运用更加广泛,药茶之风盛行,药茶的内容、应用范围和制作方法等不断被更新和充实,得到了大力发展。药茶的适用范围遍及脏腑保健以及养生保健等诸多方面,药茶的剂型也由单一的汤剂发展为散剂、丸剂等多种剂型,使用方法也已多样化。大量行之有效的药茶被广泛应用。

经过历代医家及养生家的应用、发挥和完善,药茶已经成为中医养生保健的一大特色。近年来茶疗热方兴未艾,不但历代的药茶方被广泛应用,而且许多新的药茶方在不断推出。由于药茶创新运用,药茶制法

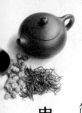
简单,服用方便,近年来药茶的种类在逐渐增多,医治疾病的范围也在逐渐扩大,药茶这一古老的养生保健良方正散发出新的魅力。

✿ 药茶用法多

药茶传统的服用方法多是冲泡,以药代茶叶,取茶之形式,发挥养生保健之功效,故冲泡的方法是药茶最为常用的服用方法,历史悠久,文化意蕴浓厚。具体操作如下:将含茶叶的药茶放入瓷杯或陶杯中,用沸水冲泡,加盖焖10～15分钟,趁热饮用。不含茶叶的药茶可放入保温杯或瓷杯、陶杯中,用沸水冲泡,加盖焖15分钟,趁热饮用。一般每剂可连续冲泡3～5次。此法对花类茶、叶类茶及含挥发油成分的药茶尤为适宜。除了冲泡的方法,为了使得药物成分更好溶出,提高药茶的有效成分,煎汁法孕育而生,具体操作如下:将药茶原料放入锅中,加冷水适量,浸泡20～30分钟,大火后改用小火煎煮20～30分钟,去渣取汁,放入杯中代茶频饮。除了上述两种方法外,药茶还可调服。调服方法主要有两种:一是将药茶中的一部分原料研成粉末,而用药茶中的另一部分原料煎汤调服;二是将药茶的药物原料擀成细粉,再用茶汁调服。其目的就是将药茶原料中的成分不易析出者予以粉碎加工,加大接触面积,有利于有效成分浸出,而对含有挥发油等成分者则采用冲泡,防止有效成分因挥发而丢失。除此以外,在冲泡或煎汁的药茶液中掺入蜂蜜、姜汁、水果汁,一并饮用,其目的主要是为了矫味或纠正药茶性味的偏颇,减少胃肠道反应。将药茶汁饮完后,再把茶叶及药茶成分嚼食而下的药茶饮用方法称之为嚼服。

✿ 药茶需辨证

药茶的精髓在于辨证,有什么证用什么茶,才能达到药茶的保健功效。由于药茶中所使用的中药多为补益、理气、清热、化痰、解郁、安神之品,在应用时应辨证应用药茶。只有在中医辨证论治的理论指导下去选用各种防治失眠的药茶方,才能保证疗效。

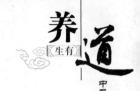

❄ 药茶慎选料

每次制作药茶的数量不宜过多，以免久贮变质。对已制备好的药茶应注意防潮保管，贮存在低温干燥处，以防霉变。特别是黄梅季节，更应将制好的茶放在瓷罐中，加防潮剂贮存。一旦发现霉变者应弃之不用。茶叶和药材受潮发霉后饮用对健康有害，应把好质量关，忌用已霉变的茶叶和药材，已有异味的茶叶、药材也不能用于制作药茶。除了一些特别的药材以外，一般药茶，特别是其中含有挥发油成分的药茶，如花类、叶类药茶，不宜冲泡、煎煮时间过久，以免挥发油成分及其他有效成分破坏过多。药茶一般每次冲泡 15 分钟，或煎煮 10 分钟。对药茶中出汁不佳的药材，则可采用另煮先煎的方法。可先用冷水将药材浸泡 30 分钟，接着再煮 30 分钟，去渣取汁。

❄ 药茶有禁忌

贫血的患者，不宜饮用含茶叶成分较多的药茶，因茶叶所含的鞣酸会影响铁的吸收，造成不同程度的铁吸收障碍，使红细胞的生成受阻，加重贫血。溃疡病的患者，尤应忌饮含茶叶的药茶，因茶叶中的茶碱能抑制胃内磷酸二酯等物质，诱使胃壁细胞分泌大量胃酸，加重溃疡病。治疗失眠所用药茶一般不含有茶叶，以免影响夜间睡眠。饮用茶用量过大，可导致胃肠蠕动增强，或排尿过多过频，反而会影响睡眠。

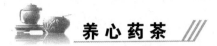

养心药茶

❄ 安神养心类

宁心安神茶

白茯苓 30 克，柏子仁 30 克，松子仁 30 克，蜂蜜适量。将白茯苓、柏子仁、松子仁分别拣去杂质，洗净，白茯苓切片，一同放入锅内，大火烧沸，改用小火煮 1 小时，去渣取汁，待滤汁转温后调入蜂蜜即成。健脾利

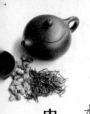

水,宁心安神,润肠通便。适用于心脾两虚型失眠症,对伴有水肿、习惯性便秘者尤为适宜,代茶频饮。

【功效】 茯苓味甘、淡,性平,入心、肺、脾、肾经,具养心安神功能,故可用于心神不安、心悸、失眠等症。柏子仁味甘,性平,入心、肾、大肠经,养心安神,润肠通便。蜂蜜可缓解神经紧张,促进睡眠,并有一定的止痛作用。蜂蜜中的葡萄糖、维生素、镁、磷、钙等能够调节神经系统,促进睡眠。

小贴士

阴虚而无湿热、虚寒滑精、气虚下陷者慎服茯苓。便溏及痰多者不宜用柏子仁。

浮小麦茶

浮小麦、糯稻根各 30 克,大枣 10 枚。上 3 味水煎数沸,去渣,代茶频饮。

【功效】 浮小麦味甘,性凉,止虚汗、养心安神,用于体虚多汗、补气固表,适用于气虚所致之自汗及形寒肢冷。《本草纲目》:"益气除热,止自汗盗汗,骨蒸虚热,妇人劳热。"糯稻根味甘,性平,养阴,止汗,健胃,用于自汗、盗汗。

小贴士

浮小麦主要是产于北方的小麦(干瘪的果实),淮小麦是主产于江淮地区的小麦。两种药物的功效也是不尽相同的,淮小麦主要入里,益气养心,除烦止渴里胜,脏躁、心烦不安、消渴之证用之较多。浮小麦主要走表,主要除浮热,止汗力比较强,对于虚汗不尽者较多用。

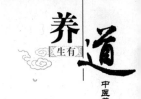

❋ 益气定志类

党参大枣茶

党参 15 克，大枣 15 枚。将党参、大枣放入砂锅中，加水煎汤，去渣取汁。补中益气，生津养血，安神。代茶饮。

【功效】　党参味甘、微酸，性平，入脾、肺经，补中益气，健脾益肺，用于脾肺虚弱、气短心悸等症。党参还具有益智、镇静、催眠、抗惊厥等作用。大枣味甘、性温，入脾、胃经，具补中益气、养血安神功能，有助于改善睡眠。

小贴士

体质燥热的妇女不适合在月经期吃红枣，以免造成月经量过多。

参叶灵芝茶

人参叶 6 克，灵芝 5 克。将人参叶与灵芝一同研成粗末，放入有盖杯中，用沸水冲泡，加盖焖 10 分钟即成。代茶，频频饮用，可冲泡 3～5 次。

【功效】　人参叶味苦、甘，性寒，入肺、胃经，具补气、益肺、祛暑、生津功能，可用于气虚引起的头目不清、四肢倦乏、睡眠不安。灵芝味甘、性平，入心、肺、肝、肾经，主治虚劳、咳嗽、气喘、失眠、消化不良、恶性肿瘤等，对神经衰弱失眠有显著疗效，疗效表现为睡眠改善，食欲、体重增加，心悸、头痛、头晕减轻，精神振奋，记忆力增强。

小贴士

人参叶不宜与黎芦同用。

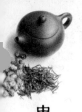

固表药茶

黄芪 12 克,防风 8 克,白术 6 克,乌梅 5 克。将上述 4 味药同放入保温杯中,用沸水焖泡 15 分钟即可;或将药放入砂锅中,加水煎煮饮用。

【功效】 黄芪味甘,性温,益气固表、止汗、止渴,适用于表虚自汗、口烦渴等症。

小贴士

　　本茶对于体虚多汗,易感风邪,经常感冒而又口渴的人来说,是一种较好的保健药茶,可增强抗病能力,使身体日益强壮。

盗汗药茶

稻豆衣、生黄芪、浮小麦各 9 克,红枣 7 枚。上药加水煎汤,代茶饮用,每日 1 剂,分 2 次。

【功效】 黄芪味甘,性温,益气固表、止汗、止渴,益气敛汗,调和营卫,适用于盗汗症者。浮小麦味甘,性凉,止虚汗,养心安神。《本草纲目》:"益气除热,止自汗盗汗,骨蒸虚热,妇人劳热。"

小贴士

　　用于体虚多汗,补气固表,适用于气虚所致之自汗及形寒肢冷。

浮麦麻茶

浮小麦 30 克,麻黄根 6 克。上 2 味共为粗末,水煎取汁,代茶饮用。

【功效】 浮小麦味甘,性凉,止虚汗,养心安神,用于体虚多汗,补气固表。适用于气虚所致之自汗及形寒肢冷。《本草纲目》:"益气除热,止自汗盗汗,骨蒸虚热,妇人劳热。"补虚养心,敛汗止汗,适用于盗汗症。

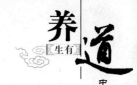

山萸肉茶

山萸肉 20 克,地骨皮 3 克,黄芪 3 克。上 3 味共为粗末,置茶杯中,用沸水冲泡,焖 15 分钟,代茶饮用;也可水煎,代茶饮用。每日 1 剂,连续饮服 5 日。

【功效】　山萸肉味酸、涩,性微温,补虚收敛止汗,清热生津、止渴,适用于自汗、盗汗及消渴症等。地骨皮味甘,性寒,凉血除蒸,清肺降火。《本草述》记载地骨皮:"主治虚劳发热,往来寒热。"

❋ 平肝安神类

龙齿茶

龙齿 9 克,石菖蒲 3 克。将龙齿加水煎煮 10 分钟,再加入石菖蒲同煎 15 分钟,去渣。宁心安神,补心益胆。代茶饮,每日 1～2 剂。

【功效】　龙齿味涩、甘,性凉,入心、肝经,具镇惊安神、除烦热功能,主治惊悸癫狂、烦热不安、失眠多梦等症。石菖蒲味辛、性温,入心、脾

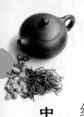

经,具开心窍、益心智、安心神、聪耳明目功能,用于治健忘、失眠、耳鸣、耳聋等症。

小贴士

龙齿不宜与石膏同用。阴虚阳亢,汗多、精滑者慎服石菖蒲。

枸杞菊花茶

枸杞子 10 克,菊花 3 克,密蒙花 3 克。将枸杞子洗净,与菊花、密蒙花同入杯中,用沸水冲泡,加盖,焖 10 分钟后开始饮用。养阴平肝,降火安神。适用于心肝火旺型失眠症,对伴有高血压病、视物模糊者尤为适宜。代茶频饮,一般可冲泡 3～5 次。

【功效】 枸杞子味甘、性平,入肝、肾经,能滋补肝肾,益精明目,可以治疗心神不定、目昏耳鸣、肝肾亏虚引起的失眠。菊花具有泻火作用,可以起到很好的镇静、去火、助眠的作用。

小贴士

因枸杞能滋阴润燥,所以脾虚便溏者不宜用。菊花有白菊花和黄菊花两种。白菊能清肝明目,适用于肝火上炎、视物模糊、头晕目眩、重虚火;黄菊花清热解毒,适用于目赤肿痛、疔疮疱疖,偏实火。虽然都有清火作用,但侧重不同。

❋ 解郁安神类

合欢花茶

合欢花 9～15 克。将合欢花放入茶杯中,沸水冲泡,加盖焖 10 分钟。此茶能解郁理气,活血安神,适用于心肾不交型失眠症。代茶频饮。

【功效】 合欢花性平、味甘,解郁安神,用于心神不安、忧郁失眠。"虚烦失眠健忘肿,精神郁闷劳损极"之症尤宜。

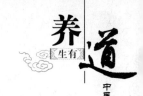
小贴士

　　合欢花煎煮后有效成分易挥发，故不宜久煎。

 养肝药茶

✿ 调达气机类

麦芽药茶

　　麦芽 10 克，绿茶 1 克。将麦芽用冷水快速洗净，倒入小钢精锅中，加水半碗，用中火烧沸后，立即冲入预先放好茶叶的杯中，加盖，5 分钟后可饮。以后均用沸水冲服，随冲随饮，饮淡为止。

　　【功效】　麦芽味甘，性平，能行气消食、健脾开胃、退乳消胀，适用于肝郁气滞、两胁胀痛、食欲不振者，对身体肥胖的患者尤为适宜。《滇南本草》记载麦芽："宽中，下气，止呕吐，消宿食，止吞酸吐酸，止泻，消胃宽膈，并治妇人奶乳不收，乳汁不止。"

小贴士

　　患者体质虚弱慎用，或将用量减半饮服；孕妇及哺乳期妇女忌用。

玫瑰花茶

　　干玫瑰花 6～10 克。将干玫瑰花瓣放茶盅内，冲入沸水，加盖焖片刻。代茶饮用，不拘时温服。

　　【功效】　行气和血、疏肝解郁，适用于肝胃气痛、胸胁胀满作痛、胃脘疼痛、暖气则舒、纳呆不思食等症。

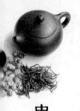

小贴士

玫瑰花中含有多种化学成分,如芳香的醇、醛、脂肪酸、酚和含香精的油和脂,常食玫瑰制品可以柔肝醒胃,舒气活血,美容养颜,令人神爽。玫瑰初开的花朵及根可入药,有理气、活血、收敛等作用,主治月经不调、跌打损伤、肝气胃痛、乳臃肿痛等症。玫瑰果的果肉,可制成果酱,具有特殊风味,果实含有丰富的维生素C及维生素P,可预防急慢性传染病、冠心病、肝病和阻止产生致癌物质等。

佛手姜茶

佛手10克,生姜6克,白糖适量。将佛手、生姜同煮,去渣,加入白糖令溶。不拘时饮之。

【功效】 佛手味辛、苦、酸,性温,入肝、脾、肺经,能疏肝理气、和胃止痛,用于肝胃气滞、胸胁胀痛、胃脘痞满、食少呕吐、疏肝和胃,适用于肝胃不和而引起的胸脘堵闷、疼痛胁胀、呕恶时作、长叹息、纳食不香等症。

小贴士

佛手为栽培品种,主产于广东肇庆、高要、德庆、云浮、四会、郁南等地,称"广佛手",为地道品。产于四川者,称"川佛手"。产于浙江者,称"金佛手"。此外,广西、安徽、云南、福建等省区也有栽培、出产。

✿ 清热疏肝类

夏枯草荷叶茶

夏枯草10克,荷叶12克(或鲜荷叶半张)。上2味共煎汤,取汁,代茶饮用。

【功效】 夏枯草味辛、苦,性寒,可清热泻火、明目、散结消肿。荷叶

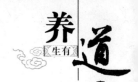

滋肾平肝,适用于肝肾阴虚风火上亢,或平素常头痛目眩、头晕耳鸣,突然发生口眼歪斜、手足重滞、半身不遂、舌质红、苔黄、脉弦滑数。

小贴士

荷叶有清热解暑、升发清阳、除湿祛瘀、利尿通便的作用,最重要的是它还具有健脾升阳的效果,它的减肥原理是服用后在人体肠壁上形成一层脂肪隔离膜,有效阻止脂肪的吸收,从根本上减重,并更有效地控制反弹。

天麻茶

天麻3～5克,绿茶1克。将天麻切成薄片,与茶叶同放杯中,用沸水冲泡,温浸5分钟后饮服。

【功效】 天麻味甘,性平,能平肝熄风、潜阳定惊,适用于头昏目眩、耳鸣口苦、惊恐、四肢麻木、手足不遂、肢搐等重症。从未发病时,长期饮用,有较好的防治作用。《开宝本草》:"主诸风湿痹,四肢拘挛,小儿风痫、惊气,利腰膝,强筋力。"

小贴士

天麻不宜久煎。天麻的主要成分为天麻甙,遇热极易挥发。天麻与他药共煎会因热而失去镇静镇痛的有效成分。所以,天麻最好先用少量清水润透,待软化后切成薄片,晾干或晒干研末,用煎好的汤药冲服,或研末入丸、散服用。

✿ 调和化湿类

清热化湿茶

鲜芦根90克,竹茹4.5克,焦楂、炒谷芽各9克,橘红2.4克,霜桑叶6克。将鲜芦根切碎,同余药共为粗末,水煎。代茶饮用,每日1剂。

【功效】 芦根味甘,性寒,可清热泻火、清利头目、调和脾胃、除烦、

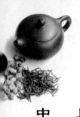

止呕、利尿,适用于头晕目眩、食欲不振等症。

防眩晕茶

绿豆皮、扁豆皮各 10 克,茶叶 5 克。绿豆皮、扁豆皮,上火炒黄,与茶叶一起,开水冲沏即可。

【功效】 绿豆皮味甘,性寒,清热化湿,适用于头晕、目眩等症。《随息居饮食谱》:"清风热,去目翳,化斑疹,消肿胀。"扁豆皮味甘苦,性温,可消暑化湿、健脾和胃。

平胃药茶

竹茹、香附、建曲各 10 克,化橘红、半夏各 6 克。上药共水煎,取汁,代茶饮用,每日 1 剂。

【功效】 竹茹味甘,性凉。《本草述》:"除胃烦不眠,疗妊娠烦躁。"清热化痰,除烦止呕,化痰燥湿,理气和胃,适用于痰湿和滞、阻于中焦、两胁胀痛、食欲不振等症。

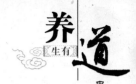

　　竹茹是中医药材，是禾本科植物青秆竹、大头典竹或淡竹的茎秆的干燥中间层。全年均可采制，取新鲜茎，除去外皮，将稍带绿色的中间层刮成丝条，或削成薄片，捆扎成束，阴干。前者称"散竹茹"，后者称"齐竹茹"。

消炎利胆茶

　　蒲公英、茵陈、玉米须各 30 克，白糖适量。将前 3 味加水 1 000 毫升，煎至 750 毫升后，去渣，取汁，加入适量白糖。温服，每日 1 剂，分 3 次服，每次 250 毫升。

　　【功效】　蒲公英味苦、甘，性寒，清热利湿、消炎利胆。茵陈味苦、辛，性微寒，适用于胆囊炎、急性黄疸型肝炎等。

小贴士

　　蒲公英植物体中含有蒲公英醇、蒲公英素、胆碱、有机酸、菊糖等多种健康营养成分，有利尿、缓泻、退黄疸、利胆等功效。蒲公英同时含有蛋白质、脂肪、碳水化合物、微量元素及维生素等，有丰富的营养价值。其中含有的胡萝卜素和维生素 C 及矿物质，对消化不良、便秘都有改善的作用。另外叶子还有改善湿疹、舒缓皮肤炎的功效，根则具有消炎作用。

金钱茵陈茶

　　金钱草、败酱草、茵陈各 30 克，白糖适量。将前 3 味煎汁 1 000 毫升，加白糖，代茶温服。

　　【功效】　金钱草味甘、咸，性微寒，利胆排石、消炎。败酱草味辛、苦，性凉，清热解毒、消痈排脓、活血行瘀。茵陈味苦、辛，性微寒，清湿热、退黄疸。本品适用于慢性胆囊炎、胆石症患者。

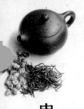

玉米须茶

玉米须适量。将玉米须放入砂锅中,加适量水,煎煮片刻,即可饮用。代茶频服。

【功效】 玉米须味甘、淡,性平,泄热、利尿、利胆平肝。适用于胆囊炎、胆结石、糖尿病、高血压病、肾炎水肿等。

 养脾药茶

✿ 理气健脾类

苏姜陈皮茶

苏梗 6 克,陈皮 3 克,生姜 2 片,红茶 1 克。将前 3 味剪碎,与红茶共以沸水焖泡 10 分钟,或加水煎 10 分钟即可。每日 1 剂,可冲泡 2～3 次。代茶,不拘时温服。

【功效】 苏梗味甘,性温。《本草崇原》:"主宽中行气,消饮食,化痰涎。治噎膈反胃,止心腹痛。"理气和胃,降逆安胎。陈皮味苦、辛,性温,理气健脾,燥湿化痰。适用于妊娠恶阻、恶心呕吐、头晕厌食或食入即吐等。

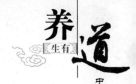

苏叶姜茶

　　紫苏叶 4.5 克,生姜汁数滴。将苏叶揉碎,与姜汁用沸水冲泡。代茶频饮。

　　【功效】　紫苏叶味辛,性温,解表散寒、行气和胃。《本草纲目》记载紫苏叶:"行气宽中,消痰利肺,和血,温中,止痛,定喘,安胎。"

橘皮竹茹茶

　　橘皮 5 克,竹茹 10 克。将橘皮撕碎,竹茹切碎,用沸水冲泡,代茶频饮。

　　【功效】　橘皮味辛、苦,性温,清热理气、和胃止呕,适用于妊娠反应、胃气上逆之呕吐。竹茹味甘,性凉。《本草述》:"除胃烦不眠,疗妊娠烦躁。"本品具清热化痰、除烦止呕功效。

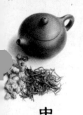

甘橘药茶

橘皮 10 克,甘草 5 克。将橘皮、甘草洗净,橘皮撕碎,同放入茶杯中,用沸水冲泡。不拘时饮用。

【功效】 橘皮味辛、苦,性温,健脾理气。适用于消化性溃疡、泛吐酸水等。《药性论》:"治胸膈间气,开胃,主气痢,消痰涎,治上气咳嗽。"

小贴士

橘皮与橘红同来源于芸香科植物橘及其栽培变种。因二者加工不同分为陈皮与橘红。橘成熟时采摘,剥取果皮,阴干称为陈皮或橘皮。橘成熟时采摘,剥取果皮,去掉橘皮内部白色部分后,晒干称为橘红。橘皮去白留红者为橘红。

玫瑰佛手茶

玫瑰花 6 克,佛手 10 克。以上 2 味,沸水冲泡 5 分钟即可。代茶饮用,每日 1 剂,不拘时温服。

【功效】 玫瑰花味甘、微苦,性温,理气解郁、和胃止痛,适用于肝胃不和、胁肋胀痛、胃脘疼痛、暖气少食。《本草再新》:"舒肝胆之郁气,健脾降火。治腹中冷痛,胃脘积寒,兼能破血。"佛手味辛、苦、酸,性温,舒肝理气、和胃止痛,用于肝胃气滞、胸胁胀痛、胃脘痞满、食少呕吐。

小贴士

玫瑰花中含有多种化学成分,如芳香的醇、醛、脂肪酸、酚和含香精的油和脂,常食玫瑰制品可以柔肝醒胃,舒气活血,美容养颜,令人神爽。玫瑰初开的花朵及根可入药,有理气、活血、收敛等作用、主治月经不调,跌打损伤,肝气胃痛,乳臃肿痛等症。玫瑰果的果肉,可制成果酱,具有特殊风味,果实含有丰富的维生素 C 及维生素 P,可预防急慢性传染病、冠心病、肝病和阻止产生致癌物质等。

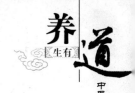
佛手莲心茶

佛手 10 克,莲子心 3 克。将佛手、莲子心同入杯中,用沸水冲泡,加盖,焖 10 分钟即成。当茶饮用,频频饮服,可冲泡 3~5 次。

【功效】 佛手味辛、苦、酸,性温,入肝、脾、肺经,疏肝理气、和胃止痛,用于肝胃气滞、胸胁胀痛、胃脘痞满、食少呕吐。莲心味苦,性寒,无毒,入心、肾经,能清心火、沟通心肾,可以治疗热渴心烦、吐血、心热淋浊、失眠等症。两者合用特别适用于治疗肝胃失和、心火旺盛导致的失眠。

小贴士

便溏者慎用莲子。

✿ 滋阴凉血类

槐叶药茶

嫩槐叶适量,茶叶 3 克。将槐叶洗净,煮熟晒干,每日冲茶饮用。

【功效】 槐叶味苦,性平,清热、止血,适用于痔疮出血。

小贴士

药理学研究表明槐叶有较好的抗炎作用、抗病毒作用以及祛痰止咳作用。

木耳芝麻茶

黑木耳 60 克,黑芝麻 15 克,或白糖适量。将黑木耳 30 克放锅中,炒至变黑带焦味出锅,再将芝麻炒香,加清水 1 500 毫升,同时下入生、熟木耳,用中火煮沸 30 分钟,出锅,用双层纱布过滤后,贮瓶备用。每次饮用 100~120 毫升,可加入白糖 20~25 克,日服 2~3 次。

【功效】 黑木耳味甘,性平,能凉血止血、润肠通便。适用于血热便血、痔疮便血、肠风下血、痢疾下血等症。《日用本草》:"治肠癖下血,又

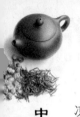

凉血。"黑芝麻味甘,性平,能补肝肾、益精血、润肠燥。

小贴士

黑芝麻药食两用,具有"补肝肾,滋五脏,益精血,润肠燥"等功效,被视为滋补圣品。黑芝麻具有保健功效,一方面是因为含有优质蛋白质和丰富的矿物质,另一方面是因为含有丰富的不饱和脂肪酸、维生素 E 和珍贵的芝麻素及黑色素。

❋ 润肠导滞类

番泻叶茶

番泻叶 3～10 克。将药放入杯中,开水冲泡,代茶饮用。

【功效】 番泻叶味苦,性寒,能泻热行滞、通便、利水,用于热结积滞、便秘腹痛、水肿胀满、泻热导滞。适用于大便干结、口干口臭、面赤身热、小便短赤、心烦、腹部胀满或疼痛等症。《饮片新参》:"泄热,利肠府,通大便。"

小贴士

番泻叶作用较广泛而强烈,用于急性便秘比慢性便秘更适合。但平素脾胃虚弱者不宜服用。体虚及孕妇忌服,中寒泄泻者忌用。

决明蓉茶

决明子(炒熟研细)、肉苁蓉各 10 克,蜂蜜适量。前 2 药用沸水冲泡,滤液,加蜂蜜适量,代茶饮用。

【功效】 决明子味甘、苦,性微寒,能润肠通便。适用于习惯性便秘和老年性便秘。《药性论》:"利五脏,除肝家热。"肉苁蓉味甘、咸,性温,能补肾阳、益精血、润肠通便。故该茶能够用于习惯性便秘和老年性便秘。

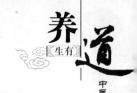

润肠药茶

草决明 30 克。将草决明炒至适度,碾碎,用沸水冲泡 5～10 分钟。代茶饮用,每日 1 剂。

【功效】 决明子味甘、苦,性微寒,能润肠通便。适用于习惯性便秘和老年性便秘。适用于各种便秘及高血脂、高血压等。

四仁通便茶

杏仁(炒)、松子仁、大麻子仁、柏子仁各 9 克。上 4 味共捣烂,放杯内,用开水冲泡,加盖,片刻即可。代茶频饮。

【功效】 滋阴润燥,通便。适用于阴虚、老年津枯液少之便秘者。

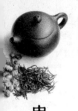

　　虽然杏仁有许多的药用、食用价值，但不可以大量食用。杏仁含有毒物质氢氰酸，过量服用可致中毒。所以，食用前必须先在水中浸泡多次，并加热煮沸，减少以至消除其中的有毒物质。产妇、幼儿、湿热体质的人和糖尿病患者，不宜吃。

西洋参柏子仁茶

　　西洋参片 3 克，柏子仁 10 克。将西洋参片放入茶杯内，倒入开水，盖上杯盖，焖 10 分钟即成。代茶频饮，可冲泡 3～5 次。

　　【功效】 西洋参味甘，微苦，性凉，入心、肺、肾经，能补气养阴、清热生津，用于气虚阴亏型失眠病症。柏子仁味甘，性平，入心、肾、大肠经，养心安神、润肠通便，用于劳欲过度、精神恍惚、虚烦不眠、夜多怪梦、怔忡惊悸，常服能宁心定志、补肾滋阴、安神助眠。

小贴士

　　西洋参不宜与藜芦同用。便溏及痰多者不宜用柏子仁。

茯苓柏子仁茶

　　白茯苓 30 克，柏子仁 30 克，松子仁 30 克，蜂蜜适量。将白茯苓、柏子仁、松子仁分别拣去杂质，洗净，白茯苓切片，一同放入锅内，大火烧沸，改用小火煮 1 小时，去渣取汁，待滤汁转温后调入蜂蜜即成。代茶频饮。

　　【功效】 茯苓味甘、淡，性平，入心、肺、脾、肾经，能养心安神，故可用于心神不安、心悸、失眠等症。柏子仁味甘，性平，入心、肾、大肠经，能养心安神、润肠通便。

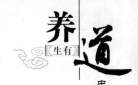

✿ 和中止泄类

姜茶饮

绿茶6克，干姜末3克。开水冲泡，焖10分钟，代茶频饮。适用于急性泄泻。

【功效】 干姜味辛，性热，归脾、胃、心经，能温中散寒、回阳通脉、燥湿消痰、温肺化饮，故可治疗寒性泄泻。

枸杞黄连茶

枸杞子15克，黄连3克。将枸杞子、黄连同入杯中，用沸水冲泡，加盖，焖10分钟即成。代茶频饮。

【功效】 黄连味苦，性寒，入心、脾、胃、肝、胆、大肠经，用于肝胃不和，呕吐吞酸，适用于肝胃不和、痰热内扰型的泄泻。枸杞子味甘，性平，入肝、肾经，能滋补肝肾、益精明目。枸杞黄连汤能够改善泄泻。

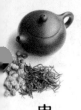

合欢花黄连茶

黄连 1 克,合欢花 5 克,郁金 3 克,夜交藤 5 克。将郁金、夜交藤洗净后切成小碎块,与其他药一起置入茶杯内,用沸水冲泡,加盖焖 15 分钟。代茶频饮。

【功效】 黄连味苦,性寒,入心、脾、胃、肝、胆、大肠经,用于肝胃不和,呕吐吞酸,适用于肝胃不和、痰热内扰型的泄泻。合欢花性平、味甘,解郁安神,用于心神不安。"虚烦失眠健忘肿,精神郁闷劳损极"之症尤宜。夜交藤味甘,微苦,性平,能养心、安神、通络、祛风治劳伤等病症。合欢花茶可治肝肾不足,肝胃不和所致泄泻。

小贴士

黄连大苦大寒,过服久服易伤脾胃,脾胃虚寒者忌用。苦燥易伤津,故阴虚津伤者慎用。躁狂属实火者慎服夜交藤。

双花黄连茶

黄连 2 克,绿梅花 3 克,玫瑰花 3 克。将绿梅花、玫瑰花、黄连同入杯中,用沸水冲泡,加盖,焖 10 分钟即可。代茶频饮,可冲泡 3～5 次。

【功效】 黄连味苦,性寒,适用于心肝火旺、脾胃不和导致的便秘。绿梅花能开郁和中,对于胸闷心烦、肝郁气滞引起的便秘有一定的疗效。玫瑰花能行气解郁、和血、止痛,由于玫瑰花茶有一股浓烈的花香,又能活血,长期饮用可改善睡眠。故双花黄连茶可治心肝火旺、肝胃不和伴有气郁的便秘。

小贴士

阴虚有火者勿服玫瑰花。黄连大苦大寒,过服久服易伤脾胃,脾胃虚寒者忌用。苦燥易伤津,故阴虚津伤者慎用。

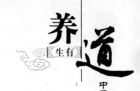

乌梅甜茶

乌梅5克,防风、当归各8克,白糖适量。将乌梅洗净,与防风、当归、白糖同放入杯中,用沸水冲泡,即可饮用。不拘时服。

【功效】 乌梅味酸、涩,性平,能收敛生津,适用于过敏性肠炎所引起的泄泻。孟诜:"大便不通,气奔欲死,以乌梅十颗,置汤中,须臾授去核,杵为丸如枣大,纳下部,少时即通。擘破水渍,以少蜜相和,止渴。霍乱心腹不安;及痢赤、治疟方多用之。"

小贴士

乌梅有"五止"功效。①止渴。乌梅的酸味可刺激唾液分泌,生津止渴。常用来治疗口渴多饮的消渴(如糖尿病)以及热病口渴、咽干等。②止咳。乌梅酸涩收敛,能敛肺止咳而用于肺虚久咳少痰或干咳无痰之症,常配半夏、杏仁等。但对实证要慎用。③止泻。乌梅能涩肠止泻痢,可用于脾虚久泻、久痢或大肠滑泻不止甚至脱肛不收。④止痛。乌梅能安蛔止腹痛。蛔虫得酸则伏。⑤止血。乌梅炒炭可疗便血、崩漏属虚证者。

止泻药茶

四川绿茶、金银花各9克,玫瑰花、陈皮各6克,茉莉花、甘草各3克。将上药用沸水浸泡(加盖封闭,勿令泄气)10～12分钟后,方可服用。每天可分3～5次饮之。小儿用量酌减。

【功效】 金银花味甘,性寒,能清热解毒、凉散风热、消炎抗菌、收敛固肠、理气止痛、消化肉积、活血止血、强心利尿等。适用于急、慢性肠炎,细菌性痢疾、泄泻等。《生草药性备要》:"能消痈疽疗毒,止痢疾,洗疳疮,去皮肤血热。"

小贴士

金银花以花蕾为佳,混入开放的花或梗叶杂质者质量较逊。花蕾以肥大、色青白、握之干净者为佳。

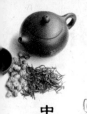

养肺药茶

✳ 养阴润肺类

养阴润肺茶

玄参、麦冬各4.5克,桔梗3克,生甘草1.5克,泡茶频饮。

【功效】 玄参味甘、苦、咸,性微寒。玄参可清热凉血,泻火解毒,滋阴。玄参在《本草纲目》中记载:"滋阴降火,解斑毒,利咽喉,通小便血滞。"麦冬味甘、苦,性微寒。麦冬可养阴润肺,益胃生津,清心除烦。《本草汇言》记载:"清心润肺之药。"橘梗味苦、辛,性平。桔梗可宣肺,祛痰,利咽,排脓。《珍珠囊药性赋》记载橘梗:"其用有四:止咽痛,兼除鼻塞;利膈气,仍治肺痈;一为诸药之舟楫;一为肺部之引经。"故三者配合可治燥热咳嗽。

小贴士

甘草是一味常用的中药,它有调和诸药的功能,而且很多传统药方都用上甘草配搭。甘草含有很多化学成分,但以甘草酸、甘草次酸为主。其成分的药理作用有肾上腺皮质激素样作用,过量食用甘草会使尿量及钠的排出减少,身体会积存过量的钠引起高血压;水分储存量增加,会导致水肿。同时过多血钾流失引起的低钾血症,导致心律失常、肌肉无力。故甘草虽常用,但须慎用。

清热润肺茶

罗汉果20克,绿茶2克。先将罗汉果加水300～500毫升,煮沸5～10分钟后,加入绿茶再煮1～2分钟即可。每天1剂,分3～5次饮服。

【功效】 罗汉果味甘、性凉,能清热润肺、滑肠通便,用于肺火燥咳、咽痛失音、肠燥便秘。脾胃虚寒者忌服。该茶具有清热化痰止咳的作用。适用于风热感冒所致咳嗽痰黄或小儿百日咳等。

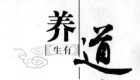

　　罗汉果被人们誉为"神仙果"。现代医药学研究发现，罗汉果含有丰富的糖苷,这种糖苷的甜度是蔗糖甜度的300倍,具有降血糖作用,可以用来辅助治疗糖尿病;含丰富的维生素C,有抗衰老、抗癌及益肤美容作用;有降血脂及减肥作用,可辅助治疗高脂血症,改善肥胖者的形象,是爱美女性的必选水果。

✳ 止咳祛痰类

生姜红糖茶

　　取生姜3片、红糖适量。以开水冲泡,每日1～2次,随时温服。

　　【功效】《名医别录》:"味辛,性微温。主治伤寒头痛、鼻塞、咳逆上气,止呕吐。生姜,微温,辛,归五藏。去痰、下气、止呕吐、除风邪寒热。可见,生姜开水冲泡温服可以祛风寒感冒的常见恶寒发热等症状。适用于风寒感冒、发热、头痛、咳嗽或恶心、呕吐、腹胀、胃痛等症。

　　生姜红糖水只适用于风寒感冒或淋雨后有畏寒、发热的患者,不能用于暑热感冒或风热感冒患者,也不能用于治疗中暑。服用鲜姜汁可治因受寒引起的呕吐,对其他类型的呕吐则不宜使用。

桑菊杏仁茶

　　桑叶、黄菊花、杏仁各10克,白砂糖适量,主治感冒咳嗽。用法是将上述三味药共煎取汁,调入白砂糖,代茶饮。

　　【功效】桑叶性苦,味甘,入肺、肝经,能疏风清热、清肝明目。黄菊花性微寒,味甘、苦,入肝、肺经,功效如桑叶,能解毒。杏仁性微温,入肺、大肠经。白砂糖甘寒凉润,共奏疏风清热、宣肺止咳之功。

29

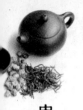

小贴士

杏仁含有毒物质氢氰酸,过量食用杏仁可致中毒。所以,食用前必须先在水中浸泡多次,并加热煮沸,减少以至消除其中的有毒物质。

医生处方中或者食疗药膳中的"菊花",也就是我们一般在医院药房和药店购得的菊花,都是药农大面积栽培的药用菊花。目前我国有几大菊花产地,以历史产地和医家用药习惯,主产于安徽亳县、涡阳及河南商丘者,称为"亳菊"。在药用菊花中,此品种最为出名,也是公认的地道药物之一。主产于河南武陟、博爱者,称为"怀菊",为河南中药四大名产之一,质量亦较佳;主产于四川中江者,称为"川菊";主产于山东济宁者,称为"济菊";主产于河北安国者,称为"祈菊";主产于安徽滁县者,称为"滁菊";主产于安徽歙县者,称为"贡菊";主产于浙江德清者,称为"德菊";主产于浙江嘉兴、桐乡、长兴者,统称为"杭菊"。菊花味甘、苦,性微寒,归肺、肝经,能散风清热、平肝明目。常用于风热感冒、肝阳上亢之头痛、眩晕、目赤及肝肾阴虚之眼目昏花等。

僵蚕茶

白僵蚕、茶末各30克。先将白僵蚕炒,研末,与茶末混合。每日1次,于临睡前取上末15克,用沸水冲泡10分钟,温服。

【功效】 僵蚕味咸、辛,性平,可祛风化痰、平喘止咳。适用于风痰喘咳、夜不能寐等。

小贴士

僵蚕内服可致过敏反应,出现痤疮样皮疹及过敏性皮疹,停药后均能消失。少数患者有口咽干燥、恶心、食欲减少、困倦等反应。由于僵蚕有抗凝作用,故对血小板减少,凝血机制障碍及出血倾向患者应慎用。僵蚕、僵蛹均含草酸铵,进入体内可分解产生氨,对肝性脑病患者慎用。

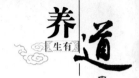

温肺止咳茶

将萝卜洗净捣烂取汁，加生姜汁适量搅匀，代茶饮。

【功效】 萝卜味辛、甘，性凉，能下气、化痰、消食、解渴、利尿。姜汁味辛，性温，能散寒解表、降逆止呕、化痰止咳。生姜在《名医别录》记载："主伤寒头痛，鼻塞，咳逆上气。"故萝卜姜汁茶可治咳嗽。

小贴士

生活中，往往会用到生姜和干姜。在药性食性价值方面，两者有很大区别。生姜具有辛温解表、温中止呕、温肺化饮、解鱼蟹毒等性能，在解热、止呕和解毒等方面具有独特功效，故在临床上主要用于治疗风寒所致伤风感冒、头痛鼻塞、发热咳嗽，以及医治胃寒呕吐、解鱼蟹毒等。生姜可以直接食用。干姜具有辛热、温中散寒、回阳通脉、温肺化饮等性能，在暖胃、通脉等方面具有独特功效，故在临床上主要用于治疗脾胃虚寒、亡阳虚脱、手足厥冷及咳喘之症等。干姜不可直接食用，常和其他中药配伍组方煎汤服用。

血腥草茶

鱼腥草 32 克，煎汤后溶入冰糖适量，代茶饮。

【功效】 鱼腥草味辛，性微寒，可清热解毒、消痈排脓、利尿通淋。《本草经疏》："治痰热雍肺吐脓血之要药。"故可治热毒雍肺咳嗽。

小贴士

可为野菜熟食，煮过就没有腥味。云南、贵州和鄂西的人称其为"折耳根"，认为它清热去火，把它当作吃饭时的重要配料，主要食其根茎。方法是洗干净后切小段，拌在米粉、糯米饭、情人豆腐等食品中食用。也可切长段拌酱油、辣酱、葱、盐、香油做凉菜。折耳根炒腊肉也是常见菜肴。生折耳根初入口甚腥，味道极怪，外人往往无法忍受，需要适应后才会喜欢吃。在四川，也叫猪鼻拱，除了利用根茎做凉拌菜或炒菜之外，还将叶子当做蔬菜。在越南、老挝，叶子是很重要的佐料。

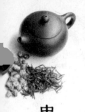

❋ **宣肺平喘类**

三子茶

用紫苏子、白芥子、萝卜子各 3 克,煎汤代茶。

【功效】 紫苏子味辛,性温,能解表散寒、行气宽中。紫苏子在《药性论》中记载:"主上气咳逆。治冷气及腰脚中湿风结气。"白芥子,味辛,性温,无毒,可化痰逐饮、散结消肿。用于寒痰喘咳,胸胁胀痛,痰滞经络,关节麻木、疼痛,痰湿流注,阴疽肿毒。白芥子在《本草纲目》中记载:"利气豁痰,除寒暖中,散肿止痛。治喘嗽反胃,痹木脚气,筋骨腰节诸痛。"萝卜子又称莱菔子,味辛、甘,性平,可消食除胀、降气化痰。用于饮食停滞、脘腹胀痛、大便秘结、积滞泻痢、痰壅喘咳。《本草纲目》:"下气定喘,治痰,消食,除胀,利大小便,止气痛,下痢后重,发疮疹。"故三者合用,三子茶可治痰湿咳嗽。

小贴士

　　萝卜子是萝卜的籽,众所周知,萝卜是一味营养价值很高的食物,素有"冬吃萝卜,夏吃姜"、"萝卜响,咯嘣脆,吃了能活百来岁"等说法。生食熟食均可,其味略带辛辣味。现代研究认为,白萝卜含芥子油、淀粉酶和粗纤维,具有促进消化,增强食欲,加快胃肠蠕动和止咳化痰的作用。中医理论也认为该品味辛甘,性凉,入肺胃经,为食疗佳品,可以治疗或辅助治疗多种疾病,本草纲目称之为"蔬中最有利者"。

麻黄黄柏茶

　　麻黄 3 克,黄柏 4.5 克,白果仁 15 个(打碎),茶叶 6 克,白糖 30 克。前 4 味,加水适量,共煎取汁,加白糖即可。每日 1 剂,分 2 次饮服。在病发呼吸困难时饮用。

　　【功效】 麻黄味辛、苦,性温,有宣肺肃降、平喘止咳之功效。《本草纲目》记载:"散目赤肿痛,水肿,风肿。"白果仁可敛肺气,定喘嗽,黄柏清

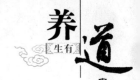

热燥湿。故麻黄黄柏茶适用于哮喘(过敏性支气管喘息)等。

小贴士

食用白果的用量和食法不当,会引起中毒。为了预防中毒,熟食、少食是其方法之一。生食一定去壳去红软膜、去心(胚芽)。若熟食,也要控制数量。

陈皮茶

陈皮(最好用鲜橘皮)、白糖适量。将陈皮用水洗净,撕成小块,放入杯中,用开水沏,焖好。将泡焖的陈皮汁倒出,汁内加白糖搅匀即可。代茶饮用。

【功效】　陈皮味苦、辛,性温,可理气健脾、燥湿化痰。《神农本草经》记载:"主相中瘕热,逆气,利水谷,久服去臭,下气。"适用于脾虚胃弱,咳嗽气喘者。

小贴士

陈皮味甘苦,但有橘子的清香,是水果柑橘的果皮经干燥处理后而制成的干性果皮,这种果皮如在保持干燥的条件下,可长久放置储藏,故称陈皮。陈皮如果是冬柑的皮晒制而成的,则其质量较好,它的外表呈现深褐色,且皮瓤薄,放在手上觉得很轻而容易折断,同时还伴有清香味。

生姜紫苏茶

生姜15克,紫苏叶、红糖各10克,开水浸泡10分钟后代茶热饮。

【功效】　紫苏叶味辛,性温,能解表散寒、行气宽中。《名医别录》记载:"主下气,除寒中。"配合生姜以及红糖可治风寒咳嗽。

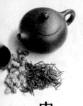

红糖通常是指带蜜的甘蔗成品糖,一般是指甘蔗经榨汁,通过简易处理,经浓缩形成的带蜜糖,因没有经过高度精练,它们几乎保留了蔗汁中的全部成分,除了具备糖的功能外,还含有维生素和微量元素,如铁、锌、锰、铬等,营养成分较高。中医认为,红糖性温、味甘、入脾,具有益气补血、健脾暖胃、缓中止痛、活血化淤的作用。

葱白豆豉茶

葱白3根,淡豆豉9克,生姜3片,荆芥15克,茶叶末5～10克。共同煮水当茶饮,每天1剂,具有辛温解表、发散风寒的作用。

【功效】《日华子本草》:"治天行时疾,头痛热狂,通大小肠,霍乱转筋及贲豚气,脚气,心腹痛,目眩及止心迷闷。"葱白发散风寒,有发汗解表的作用,但发汗作用较弱,故主要用于感冒轻症,或配合其他解表药作为辅助药,以助发汗。故葱豉茶适用于风寒感冒,见恶寒发热、无汗、鼻塞流涕等症状。

小贴士

淡豆豉,中药名,为豆科植物大豆的成熟种子发酵加工品。全国各地均产。晒干,生用。《释名·释饮食》:豉,嗜也。五味调和,须之而成,乃可甘嗜也。豉有淡咸二种,淡者入药,故名淡豆豉。《名医别录》:"主伤寒头痛,寒热,瘴气恶毒,烦躁满闷,虚劳喘急,两脚疼冷。"现代研究,淡豆豉含脂肪、蛋白质和酶类等成分,有微弱的发汗作用,并有健胃、助消化作用。

❋ 清热解毒类

蒲公英茶

蒲公英20克,蜂蜜15克,橘梗3克,绿茶15～20克。先将蒲公英、

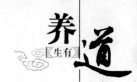

橘梗、绿茶加水煎煮 15 分钟,取药汁加入蜂蜜服用。每天 1 次,分 3 次服。

【功效】 蒲公英具有清热解毒的作用。适用于风热感冒,见发热、微恶风寒、有汗不出、头痛鼻塞、口干微渴、咽红肿痛等症状。

小贴士

蒲公英不仅可以生吃,也可烹食。蒲公英炒肉丝具有补中益气解毒的功效。用沸水焯蒲公英 1～2 分钟,然后再烹饪可减少一些苦味。

银菊茶

金银花 15 克,菊花 10 克,茉莉花 3 克。将三花放入茶杯内,用开水浸泡代茶饮。

【功效】 《本草正义》:"双花,善于化毒,故治痈疽、肿毒、疮癣、……,诚为要药。"菊花、茉莉花皆具有清热解毒的作用。适用于风热感冒,见发热、微恶风寒、汗出、鼻塞无涕、咽喉肿痛等症状。

小贴士

金银花以花蕾为佳,混入开放的花或梗叶杂质者质量较逊。花蕾以肥大、色青白、握之干净者为佳。

解毒茶

取板蓝根、大青叶各 5 克,野菊花、金银花各 5 克。同放入杯中,用沸水冲泡代茶频饮。

【功效】《分类草药性》:"板蓝根解诸毒恶疮,散毒去火,捣汁或服或涂。"《本草正义》:"大青叶治瘟疫热毒发狂,风热斑疹,痈疡肿痛,除烦渴,止鼻衄、吐血,杀疳蚀、金疮箭毒。凡以热兼毒者,皆宜蓝叶捣汁用之。"《纲目拾遗》:"菊花治诸风头眩,解酒毒疔肿。"故板蓝根青叶药茶对预防感冒、流行性脑炎及流行性呼吸道感染有较好的防治效果。

小贴士

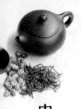

板蓝根和大青叶为同一植物的不同部位。板蓝根是根部，大青叶是叶部。我国南部各省均有野生，家种者以江苏省南通、崇明一带为主产地。中药菊花分为黄菊花和白菊花。黄菊花：明目祛风，搜肝气，治头晕目眩，益血润容，入血分；白菊花：通肺气，止咳逆，清三焦郁火，疗肌热，入气分。

疏风开音茶

声音重浊、痰黄稠，咽燥痛者可选用菊花 10 克，蝉蜕 6 克，煎汤代茶。

【功效】 蝉蜕味甘，性寒，可疏散风热、利咽开音、透疹、明目退翳、息风止痉。蝉蜕在《本草纲目》记载："治头风眩运，皮肤风热，痘疹作痒，破伤风及疔肿毒疮，大人失音……"。故蝉蜕配合菊花泡茶，可治疗风热咳嗽。

小贴士

蝉蜕为蝉科昆虫黑蚱羽化后的蜕壳。黑蚱虫体较大，栖于杨、柳、榆、槐、枫杨等树上。夏、秋季在蝉所栖息的树下附近地面收集，或树干上采集。收集后去净泥土、杂质，晒干，包装置干燥处，防止压碎和潮湿。

养肾药茶

✲ 滋补肝肾类

菟丝子茶

菟丝子 10 克，红糖适量。将上药洗净后捣碎，加红糖，沸水冲泡。代茶饮用。

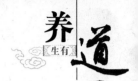

【功效】　菟丝子味甘,性温。滋补肝肾,固精缩尿,安胎,明目,止泻。适用于精液量不足、早泄、腰膝酸软等症。《药性论》:"治男子女人虚冷,添精益髓,去腰疼膝冷,又主消渴热中。"

小贴士

菟丝子为旋花科植物菟丝子或大菟丝子的种子。主要成分含糖苷、β-胡萝卜素、γ-胡萝卜素、维生素 A 类物质等。菟丝子性味辛甘平,可补肝肾,益精髓,养肌强阴,坚筋骨,益气力,肥健人。

五子补肾茶

菟丝子、枸杞子各 250 克,覆盆子 125 克,车前子 60 克,五味子 30克。上药共研为细末,每剂 9～12 克。每日 2 剂,以沸水冲泡,代茶饮服。

【功效】　菟丝子味甘,性温。滋补肝肾,固精缩尿,安胎,明目,止泻。适用于精液量不足、早泄、腰膝酸软等症。补肾益精,扶阳固涩。枸杞子味甘,性平。滋补肝肾,益精明目。《药性论》:"能补益精诸不足,易颜色,变白,明目,安神。"适用于男女久不生育、遗精、阳痿、早泄或小便后余沥不尽等。

小贴士

枸杞子含有丰富的胡萝卜素、多种维生素和钙、铁等健康眼睛的必需营养物质,故有明目之功,俗称"明眼子"。历代医家治疗肝血不足、肾阴亏虚引起的视物昏花和夜盲症,常常使用枸杞子。著名方剂"杞菊地黄丸",就以枸杞子为主要药物。

扁豆药茶

白扁豆、山药各 20 克,白糖适量。先将白扁豆炒至黄色,捣碎,山药切片。同煎汤,取汁,加糖令溶。代茶饮用。

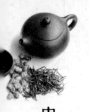

【功效】 白扁豆味甘，性温，能健脾燥湿。山药味甘，性平，能补脾养胃、生津益肺、补肾涩精。此茶适用于脾虚带下（白带）。

小贴士

山药药食同源，古怀庆府（今河南省焦作市境内）所产的山药是四大怀药（怀山药、怀牛膝、怀地黄、怀菊花）之一，在河北等地又被称为麻山药。

肉苁蓉茶

肉苁蓉20克。上药以水煎。每日早、晚各服1次。

【功效】 肉苁蓉味甘、咸，性温，能温阳补肾，适用于肾虚白带。《本经》记载肉苁蓉："主五劳七伤，补中，除茎中寒热痛，养五脏，强阴，益精气，妇人症瘕。"

小贴士

阴虚火旺及大便泄泻者忌服。体虚便秘、产后便秘、病后便秘及老年便秘者适宜食用；患有男子遗精、早泄、阳痿、精子稀少不育等病症者适宜食用；妇女带下、不孕症、四肢不温、月经不调、腰膝酸痛等病症患者适宜食用；高血压患者也适宜食用。

✲ 行气解郁类

痛经药茶

香附、乌药、延胡索各10克，肉桂3克。上药共研碎末后，以沸水冲泡为茶。每日1剂，连服3～5天。

【功效】 香附味辛、苦、微甘，性平，可行气解郁、调经止痛。乌药味辛，性温，能顺气止痛、温肾散寒。延胡索味辛、苦，性温，能活血、利气、止痛。《本草纲目》记载延胡索："活血，利气，止痛，通小便。"适用于青年女性月经前或经行时小腹部隐痛，时有胀满感，或时感小腹冷，得热则舒等症。

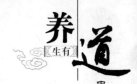

小贴士

本茶不宜久服。

益母草茶

益母草（干品）20 克，绿茶 1 克。将益母草、绿茶放入杯中，用沸水冲泡，加盖，5 分钟后可饮。痛经时，代茶饮用。

【功效】　益母草味苦、辛，性微寒，能活血调经、降压利水、兴奋神经。适用于原发性痛经。《本草纲目》："活血，破血，调经，解毒。"

小贴士

本茶不宜久服。

✿ 活血祛淤类

川芎药茶

川芎 3 克，茶叶 6 克。上 2 味加水 1 盅（300～400 毫升），煎至剩 1 半汤汁（150～200 毫升）即可。每天 1～2 剂，于饭前热服。

【功效】　此茶能活血祛淤、行气止痛，适用于月经不调、痛经、闭经、产后腹痛、风热头痛、胸痹心痛等。

小贴士

本茶不宜久服。

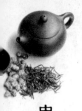

二花药茶

玫瑰花、月季花各9克,红茶3克。上3味制粗末,以沸水冲泡,焖10分钟即可。每日1剂,不拘时温服,连服数日,以在行经前几日服用为宜。

【功效】 活血调经,理气止痛。适用于气滞血淤所致的痛经、量少、腹胀痛、经色暗或夹块或闭经等。

小贴士

本茶不宜久服。

红糖药茶

红糖8克,炮姜3克,茶叶2克。将红糖、炮姜、茶叶同放入茶杯中,用沸水冲泡,片刻即成,代茶饮用。

【功效】 此茶能补中缓肝、活血祛淤、散寒舒筋,适用于小腹冷痛、妇女痛经等。

小贴士

本茶不宜久服。

茜草药茶

茜草根60克。将上药以水煎服,日服2次。

【功效】 茜草根味苦,性寒,能活血祛淤、行气解郁,适用于闭经。《本草纲目》:"通经脉,治骨节风痛。活血行血。"

小贴士

该茶不宜久服。

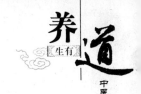

❋ 养血调经类

丹参糖茶

丹参、红糖各60克。将丹参同红糖放入锅中,以水煎,取汁。代茶饮用,每日早、晚各1次。

【功效】 丹参味苦,性微寒,能活血化淤、养血调经,适用于闭经。红糖性温,味甘,具有益气补血、健脾暖胃、缓中止痛、活血化淤的作用。

小贴士

红糖虽然营养丰富,但也不能贪吃,建议老人每日摄入量为25克左右。患糖尿病的老人应避免摄入;便秘、口舌生疮的老人,为了防止上火,可改吃点冰糖。另外,在服药时,也不宜用红糖水送服。

❋ 清热利尿类

通草白茅根药茶

通草、灯心草各3克,青茶叶6克,白茅根30克。上药用沸水冲泡。每日代茶饮用。

【功效】 白茅根味甘,性寒,能清热利尿、通淋。通草味甘淡,性微寒,能清热利尿。适用于急性尿路感染或小便淋涩不通所致水肿。

小贴士

本方不宜久服。孕妇慎用。茅根,今处处有之。春生芽,布地如针,俗间谓之茅针,亦可啖,甚益小儿。夏生白花,茸茸然,至秋而枯,其根至洁白,亦甚甘美,六月采根用。

竹叶药茶

车前草100克,竹叶心、生甘草各10克。白糖适量。上4味共煎汤。每日1剂,代茶饮用。

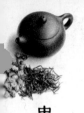

【功效】 车前草味甘,性寒,能清热利尿、祛痰、凉血、解毒、清利湿热。适用于湿热下注膀胱所致膀胱炎尿道炎或小便短涩痛者。

> ### 小贴士
>
> 本方不宜久服。孕妇慎用。

尿利清茶

艾叶 45 克,风尾草、白茅根各 15 克,蜂蜜 10 克。将 3 味药共制粗末,加水煎取药汁,加入蜂蜜即成。每日 1 剂,代茶于饭前分 2 次饮服。

【功效】 艾叶味辛、苦,性温,能散寒止痛,温经止血、清热利湿,利尿消肿、凉血解毒。适用于尿道感染、肾盂肾炎、膀胱炎等症。

> ### 小贴士
>
> 艾叶也是端午节最主要的角色。由于时令气温正适合各类病毒虫害滋生,而此时,气候也处于阴阳际会,人类的免疫力相对降低。古人以为此时节邪毒最盛。当五月的艾叶生长繁茂,气味浓烈的时候,正好成了这个季节的克制植物。艾叶可制绒,供针灸。枝叶熏烟能驱蚊蝇。《荆楚岁时》记:"五月五日,采艾以为人,悬门户上,以禳毒气。"阴历五月又名蒲月,菖蒲叶形似剑,称"蒲剑"。端午节家家以艾草人扎菖蒲之剑,悬于门首,用来辟邪。

石苇药茶

石苇、车前草各 60 克,栀子 30 克,甘草 15 克。上药共研成粗末,每日 1 剂,水煎去渣,取汁。代茶频饮。

【功效】 石苇味甘、苦,性微寒,能利尿排石。适用于肾盂肾炎、膀胱炎及泌尿道结石等症。《本经》:"主劳热邪气,五癃闭不通,利小便水道。"车前草味甘,性寒,能清热利尿、祛痰、凉血、解毒。

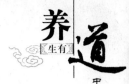

通草药茶

通草、灯心草各3克,青茶叶6克,白茅根30克。上药用沸水冲泡。每日代茶饮用。

【功效】 白茅根味甘,性寒,能清热利尿、通淋。通草味甘淡,性微寒,能清热利尿。适用于急性尿路感染、小便淋涩不通。

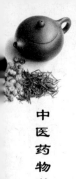

第三章 中药药膳养生

认识药膳养生

中药药膳，几千年来形成了自身独特的理论体系。随着社会的发展，生活水平的提高，人们的健康意识不断增强，饮食观念也发生了巨大变化，健康饮食成为了潮流。恰恰中国养生药膳源远流长，功效独特，内容广博，是中华民族的宝贵文化遗产，是中国传统医学的重要组成部分，在当今社会发挥了重要的保健作用。

养生药膳历史悠久，早在公元前的周朝，已经有了营养医生的雏形，周朝的宫廷医生分为食医、疾医、疡医、兽医四科。其中的"食医"是专门负责宫廷的饮食与配膳，可见在周朝药膳已经得到了实践，这为后世养生药膳理论的丰富奠定了理论和实践基础。

《黄帝内经》为中医理论之经典，其亦载有多首药膳方，由此可见《黄帝内经》开创了药膳治疗的先河。

魏晋南北朝时期，药膳理论有了长足的发展，出现了一些专门著述。晋代葛洪的《肘后备急方》中记载了许多食疗药膳性质的民间简便方。梁代养生家陶弘景对药物和食物进行了分类，北魏崔浩的《食经》、梁代刘休的《食方》等著述对中国药膳理论的发展起到了承前启后的作用。

唐代名医孙思邈在其所著的《备急千金要方》中设有"食治"专篇，分果实、菜蔬、谷米、鸟兽并附虫鱼共五部分，明确指出："安身之本，必资于食"，"夫为医者，当须先洞晓病源，知其所犯，以食治之；食疗不愈，然后命药"，"食能排邪而安脏腑，悦神爽志，以资血气"，并认为"若能用食平

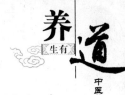

病,释情遣疾者,可谓良工。长年饵老之奇法,极养生之术也"。至此,食疗已成为一门专门学问。

宋元时期为食疗药膳学全面发展时期。宋代官方修订的《太平圣惠方》专设"食治门",且药膳以粥、羹、饼、茶等剂型出现。元朝的统治者也重视医药理论,提倡蒙、汉医的进一步结合和吸收外域医学的成果,由饮膳太医忽思慧所编著的《饮膳正要》为我国最早的营养学专著,除了谈到对疾病的治疗,首次从营养学的观点出发,强调了正常人应加强饮食、营养的摄取,用以预防疾病,并详细记载了饮食卫生、服用药食的禁忌及食物中毒的表现,颇有见解。

明清时期是中医食疗药膳进入更加完善的阶段,几乎所有关于本草的著作都注意到本草与食疗的关系,对于药膳的烹调和制作也达到了极高的水平,且大多符合营养学的要求。明代的医学巨著《本草纲目》给中医食疗提供了丰富的资料,仅谷、菜、果三部就收有300多种,其中专门列有饮食禁忌、服药与饮食的禁忌等。这一时期的食疗学还有一个突出的特点,提倡素食的思想得到进一步的发展,如黄云鹄所著的《粥谱》、曹庭栋的《老老恒言》均重视素食,这对于食疗、养生学的发展均有帮助。

近年来,由于人们的生活水平大幅度地提高,医学模式正发生着改变,逐步向预防医学和康复医学方向发展,食疗药膳愈来愈受到人们的重视。广泛应用食疗的方法可使患者早日康复,健康者得到保健,老年人更加长寿,青少年增强体质,这对民族的兴旺及人们健康水平的提高,无疑都具有重要意义。

❋ 药膳特点

药膳是取药物之性,用食物之味,使医药与饮食相结合,将防病治病、养生保健融为一体。药膳顾名思义,其有药的某些性质但又不同于药物,因为它具有菜肴的色、香、味、形,既美味可口,又颇具营养。但也与菜肴有别,它具有药物的特殊功效,具有养生保健作用。

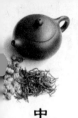

✳ 以中医辨证施膳为基础

药膳的理论基础基于五行学说和脏腑经络学说。药膳结合个体差异、季节时令、地理环境因人施膳,辨证用膳。国家卫生部确定的药食两用原料有 79 种。中医看来,每一种食物都具有不同的性味,可以根据人们的体质和患者的病症进行辨证,进而施膳。这是药膳的精髓,是药膳发挥养生保健作用的理论及实践依据。辨证施膳,若是气虚的,当用补气药膳;若是血虚的,当使用补血的药膳,虚则补之,方能养生防病。药膳既不是一般的中药方剂,又有别于普通食物,它强调中药和食物的合理调配,在药物或食物的配伍组方上,按药物食物的性质,有目的地进行选择调配组合,因此,在食用药膳时应在辨证论治的原则上,选用对症的食物和药材,才能发挥药膳的作用。如同为咳嗽,风寒咳嗽用葱白粥;肺阴虚燥热咳嗽用百合杏仁粥;而风热咳嗽则用贝母桑叶梨汁。故以中医理论为基础,辨证用膳食乃中药药膳之精髓。

✳ 药膳以烹调艺术为手段

而药膳使用的多为药、食两用之品,且有食品的色、香、味等特性,即使加入了部分药材,由于注意了药物性味的选择,并通过与食物的调配及精细的烹调,仍可制成美味可口的药膳,故谓"良药可口,服食方便"。

药膳的主要原料是药物和食物。它是取药物之性,用食物之味,食借药力,药助食威,二者相辅相成,相得益彰。它必须寓药于食,寓性于味,融药物功效与食物美味于一体。因此药膳既不同于一般的中药方剂,又有别于普通的饮食,它是一种有类似药物功效,能治病、强身、抗老的特殊食品。

因此,它也就必须以精湛的烹调艺术为手段,借助不同中国传统的烹调方法,同时按患者身体的需要进行中药的调补、选料。对所选用的中药应根据药物的不同,采用不同的炮制方法及分离提取法,以保证制成的食品既具有一般美食的色、香、味、形,又可在享受美味的同时达到治病、保健和强身的目的。

由于药膳的组成上的特殊性，使其在制作方面具有独特的方法。药膳烹调是依照中医理论和用药要求，根据药物的性能，应用食品烹调和药物炮制加工技术而成的一套特殊的制作方法。因此在制作上除了要具备一般的烹调技术外，还应掌握中医药的基本理论和药物炮制方法。如“天麻鱼头”的制作，其方法是先将天麻用川芎、茯苓等药物炮制后，再用米泔水浸泡，然后放入米饭内蒸透，切片后置于鱼中，加入调料蒸制而成。

✲ 药膳以强身健体为目的

药膳是医疗食养结合的好形式，将中药和中餐有机地结合在一起，将药治和食治结合在一起，既可疗疾，又可调养身体增加抗病能力。现代研究发现，药膳用品，确能增强机体生理功能，改善细胞的新陈代谢和营养，对神经内分泌的调节功能和机体的免疫功能、抗病能力都有好的调节作用，符合人们的健康需求。如人参具有抗衰老的作用，可延长细胞的寿命，具有抗氧化的作用；可增强机体的免疫功能，刺激骨髓的造血功能和肝脏的解毒作用；加强大脑皮质的兴奋与抑制过程，调节兴奋和抑制两种过程的平衡，提高及增强机体对各种有害刺激的非特异性的防御能力。枸杞子具有降血糖、血脂、保肝及调节免疫功能的作用等。

✲ 特别提示

人的年龄不同，其生理状况有明显的差异。人体的结构、机能和代谢随着年龄增长而改变，选择药膳养生也区别对待。

少儿的生理特点是生机旺盛，脏腑娇嫩，处在不断的生长、发育阶段，尚未成熟与完善，属于稚阴稚阳，易虚易实。根据小儿的生理特点易于出现热症、阳症，处于生长期需较多的营养物质，且小儿脾胃不足，过食生冷、油腻之品极易损伤脾胃，引起消化不良。因此小儿的饮食应少温补，多样化，富有营养，易于消化，且尤其应该注意呵护脾胃，以补后天之本。

青年时期人体脏腑功能旺盛，各器官组织都处于鼎盛时期。中年期

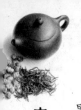

是一个由盛而衰的转折点，脏腑功能逐渐由强而弱，而这个时期的许多人又肩负工作、生活两副重担，往往抓紧时间拼命工作，自恃身体好而忽视了必要保养。中医认为过度劳体则伤气损肺，长此以往则少气力衰，脏腑功能衰败，加速衰老；而过度劳心则阴血内耗，出现记忆力下降，性功能减退，气血不足，久而久之出现脏腑功能失调，产生各种疾病。而中年人的身体状况本身不如青年时期，所以中医很注重中年人的保健调养。《景岳全书》指出"人于中年左右，当大为修理一番，则有创根基，尚于强半"。中年时的补养不但使中年时期身体强壮，也可防治早衰。通过药膳选用补肾、健脾、舒肝等功效的食物，可达到健肤美容、抗疲劳、增智、抗早衰、活血补肾强身的作用。

老年人由于大半辈子的忙碌奔波，过度劳心劳体，出现脏腑功能的不足，随着年龄的增长也出现了脏腑功能的减退和气血津液的不足，加之青壮年时期所遗留的一些病根，往往虚实夹杂，以虚为主，出现心、肝、脾、肺、肾的不足，表现出体力下降、记忆力减退、头晕、失眠、性功能减退、腰酸腿软、腹胀、纳差、便秘等。又夹有实证，血脉不通畅，痰湿内阻，出现骨质增生、动脉硬化、组织增生等。此时的饮食治疗应以补养为主。但老年人的补养与年轻人不同，不是一时能达到疗效，应长期坚持，应清淡，熟软，易于消化、吸收，可适当多服用具有健脾开胃、补肾填精、益气养血、活血通脉、通便及延年益寿作用的药粥、汤等药膳。

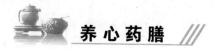

养心药膳

❋ 养心安神类

百合莲子肉

百合30克，莲子30克，猪瘦肉250克，调料适量。将百合、莲子洗净，加适量水煎煮约5分钟，另把猪肉片用水淀粉调好，趁煮沸之机下入，再煮至全熟，最后加入调料品即可。滋阴润肺，宁心安神，交通心肾，益智固精。适用于心肾不交型失眠症。每日晚餐作菜服食。

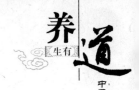

【功效】 莲子在养心安神、健脑益智、消除疲劳等方面的药用价值，历代医药典籍多有记载。在《神农本草》、《本草拾遗》、《本草纲目》、《本草备要》等本草经典中都有据可查。现代药理研究也证实，莲子有镇静、强心、抗衰老等多种作用。

小贴士

莲子作为保健药膳食疗时，一般是不弃莲子心的。莲子心是莲子中央的青绿色胚芽，味苦，有清热、固精、安神、强心之功效，将莲子心2克用开水浸泡饮之，可治疗高热引起的烦躁不安、神志不清和梦遗滑精等症，也用于治疗高血压、头昏脑胀、心悸失眠。

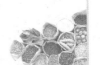

柏子仁煮花生米

柏子仁15克，花生米50克。将柏子仁晒干，去除外壳及种皮，阴干后备用。花生米拣去杂质，用温水发泡1小时，捞出后与柏子仁同入锅中，加适量水，用小火煨炖至花生米熟烂，即成。上下午分食，喝汤，吃花生米、柏子仁。

【功效】 柏子仁可养心、安神、定惊，宁心安神，健脾润肠。适用于心脾两虚型失眠症，对伴有皮肤干燥、胆固醇增高者尤为适宜。

小贴士

花生营养虽好，但霉花生不可食，有致癌作用。花生含油脂多，消化时需要多耗胆汁，故胆病患者不宜食用。

木耳松子粥

黑木耳、松子仁各20克，大米100克，精盐适量。黑木耳泡发，去根蒂，洗净，撕成小块。将松子仁洗净，研碎。大米淘洗净，与黑木耳、松子仁一同放入锅内，加适量清水，置火上煮粥，米熟烂后加精盐调味即可。此粥滋阴润燥，养心荣脑，安神定悸。适用于心胆气虚型失眠症。每晚1次，酌量食用。

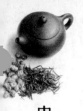

【功效】 松子仁具有补肾益气、养血润肠、滑肠通便、润肺止咳等作用。它的营养价值很高,含蛋白质、脂肪、碳水化合物以及矿物质钙、磷、铁和不饱和脂肪酸等营养物质,可以提高人体的免疫力。

小贴士

便溏、精滑、咳嗽痰多、腹泻者忌用松子仁,且因其含油脂丰富,所以胆功能严重不良者应慎食。

❋ 益气定志类

参苓白玉兔

净兔 1 只,桂圆肉 15 克,白参 3 克,茯苓 5 克,熟青菜叶、麻油、五香调料各适量。兔肉洗净。将桂圆肉清除杂质,白参切细末,茯苓研成细粉,加入五香调料,一同装入兔腹内,加入适量清水蒸熟,装入盘内,淋上适量麻油,四周配以碧绿的熟青菜叶即成。佐餐食用。

【功效】 兔肉富含大脑和其他器官发育不可缺少的磷脂酰胆碱,有健脑益智的功效。故可补益心脾,宁心安神。适用于心脾两虚型的失眠症,对伴有体质虚弱、贫血者尤为适宜。

小贴士

兔肉中所含的脂肪和胆固醇低于所有其他肉类,而且脂肪又多为不饱和脂肪酸,常吃兔肉,可强身健体,但不会增肥,是肥胖患者理想的肉食。女性食之,可保持身体苗条,因此,国外妇女将兔肉称为"美容肉";而常吃兔肉,有祛病强身作用,因此,有人将兔肉称为"保健肉"。但兔肉味甘、性凉,孕妇及经期女性、有明显阳虚症状的女性、脾胃虚寒者不宜食用。

参芪炖红枣

党参 30 克,黄芪 30 克,红枣 20 枚。将党参洗净,晒干,切片。黄芪洗净,晒干,切片,蜜渍后与党参片、红枣同入锅中,加适量水,用小火煎

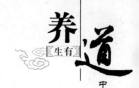

煮 2 次,合并滤汁即成。上下午分服,红枣去核后嚼服。

【功效】 据《本草纲目》记载:枣具有益气养肾、补血养颜、补肝降压、安神壮阳、治虚劳损之功效。红枣味甘性温,归脾胃经,有补中益气、养血安神、缓和药性的功能。而现代的药理学则发现,红枣含有蛋白质、脂肪、糖类、有机酸、维生素 A、维生素 C、微量钙、多种氨基酸等丰富的营养成分。可补益气血,宁心安神。适用于心脾两虚型失眠症。

小贴士

红枣可以经常食用,但不可过量,否则会损消化功能,导致便秘等症。

当归炖鸡

母鸡 1 只,当归 30 克,枸杞 30 克,葱、生姜、精盐、胡椒粉各适量。母鸡宰杀后去毛及内脏,洗净。当归用水洗去浮灰。将鸡放入砂锅内,用时加水适量,放入当归、枸杞、葱、生姜、精盐,盖严锅盖,先用大火烧开后,小火炖 3 小时,出锅时撒少许胡椒粉。

【功效】 鸡肉具有温中益气、补精填髓、益五脏、补虚损的功效,可以治疗由身体虚弱而引起的乏力、头晕等症状。当归味甘而重,故专能补血,其气轻而辛,故又能行血,补中有动,行中有补,为血中之要药。适用于心脾气血两虚型失眠症。

小贴士

凡实证、热证或邪毒未清者不宜服。

茯神丹参鸭

茯神 30 克,丹参 20 克,冬瓜 500 克,鸭子 1 只,佐料适量。将鸭宰杀、洗净,入沸水锅焯透。将茯神、丹参洗净后切成片,放入纱布袋中,扎紧袋口,待用。冬瓜除去子,刨去外皮后洗净,切成 1 厘米厚的薄块,入

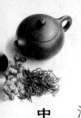

油锅,用大火煸炒一下,待用。鸭与茯神、丹参药袋同放入砂锅,加足量水,以淹没鸭子为度,大火煮沸,烹入黄酒,改用小火煨炖40分钟,取出药袋,加入煸炒过的冬瓜块,并加葱花、姜末,继续用小火煨炖至鸭肉酥软,冬瓜酥烂,加精盐、味精,拌和均匀,淋入麻油即可。

【功效】 茯神性味甘、淡平,有渗湿、健脾、宁心等功能。丹参能扩张冠状动脉,增加冠脉流量,改善心肌缺血、梗死和心脏功能,调节心律,并能扩张外周血管,改善微循环,适用于心脾两虚型失眠症,对伴有冠心病者尤为适宜。

小贴士

对于素体虚寒,受凉引起的不思饮食、胃部冷痛、腹泻清稀、腰痛及寒性痛经以及肥胖、动脉硬化、慢性肠炎的患者应少食;感冒患者不宜食用。

补虚正气粥

黄芪30克,人参10克,粳米90克,糖适量。先将黄芪、人参切片,用冷水浸泡半小时,入砂锅煎沸,煎出浓汁后将汁取出。然后在砂锅中加入冷水如上法再煎,并取汁。再将2次煎药汁合并后分2份,早、晚各1份,同粳米加水煮粥,粥成后入白糖。

【功效】 黄芪味甘,性温,能益气固表、止汗、止渴,调和营卫,适用于盗汗症者。人参大补元气,健脾胃。适用于劳倦内伤、五脏虚衰、年老体弱、久病赢瘦、心慌气短、体虚自汗、慢性泄泻、脾虚久痢、食欲缺乏、气虚水肿等一切气衰血虚之症。

小贴士

每日早、晚餐空腹食用,5日为1个疗程。凡属阴虚体质者忌服。

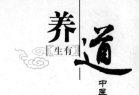

洋参炖银耳

西洋参 30 克,银耳 60 克,盐或糖适量。银耳洗净用清水发透,西洋参洗净切片。将西洋参、银耳同放入瓦煲内,加水适量,文火隔水炖 2 小时,加少许盐或糖即可食用。

【功效】 西洋参味甘、苦,性凉,能补气养阴,清热生津。《本草从新》记载西洋参:"补肺降火,生津液,除烦倦。虚而有火者相宜。"银耳味甘,性平,能补肺益气,养阴润燥。适用久病体虚、热病后期肺胃气阴两伤致喘咳无力、燥咳咯血、口干舌燥、烦倦口渴等症。西医用于各种发热后期、糖尿病、干燥综合征、使用免疫抑制者、肺结核、胃癌术后、神经官能症、更年期综合征、老年人习惯性便秘等病症辅助治疗。

小贴士

有外感表证者忌用;不宜与藜芦、五灵脂、四环素、铁剂同食;中阳衰微,胃有寒湿者忌服。

✿ 和中安神类

百合炒芹菜

芹菜 500 克,鲜百合 200 克,调料适量。将芹菜摘去根和老叶,洗净放入开水锅中烫透捞出,沥净水。百合去杂质后洗净,剥成片状。炒锅上火,放油烧热,随即倒入百合、芹菜继续煸炒透,烹入黄酒,加入少许白糖、精盐、味精和清水,翻炒几下,出锅装盘即成。

【功效】 百合除含有淀粉、蛋白质、脂肪及钙、磷、铁、维生素 B_1、维生素 B_2、维生素 C 等营养素外,还含有一些特殊的营养成分,如秋水仙碱等多种生物碱。这些成分综合作用于人体,不仅具有良好的营养滋补之功,而且还对秋季气候干燥而引起的多种季节性疾病有一定的防治作用。鲜百合具有养心安神、润肺止咳的功效,对病后虚弱失眠的人非常有益。

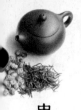

小贴士

　　食疗上建议选择新鲜百合为佳。四季皆可食用,秋季最宜。百合虽能补气,亦伤肺气,不宜多服。

瓜皮丝拌木耳

　　西瓜皮300克,木耳10克,胡萝卜25克,佐料适量。削去西瓜外表硬皮,洗净后切成丝,放在碗里,加上精盐腌10分钟,用清水漂洗干净,控净水分。木耳用温水泡软,洗净杂质,切成丝;胡萝卜去皮也切成丝,和木耳丝一起放进沸水锅内焯一下,取出用冷开水过一下,挤去水分。把瓜皮丝、木耳丝和胡萝卜丝放在盘内,加上精盐、白糖、味精和麻油调拌均匀即成。

　　【功效】　木耳中的胶质可把残留在人体消化系统内的灰尘、杂质吸附集中起来排出体外。黑木耳能减少血液凝块,预防血栓等病的发生,有防治动脉粥样硬化和冠心病的作用。中医称西瓜皮为"西瓜翠衣",是清热解暑、生津止渴的良药。故此菜肴可宁心安眠,适用于心肝火旺型失眠症。

小贴士

　　①在温水中放入木耳,然后再放入盐,浸泡30分钟可以让木耳快速变软;②温水中放入木耳,然后再加入两勺淀粉,之后再进行搅拌。用这种方法可以去除木耳细小的杂质和残留的沙粒。

 ## 养肝药膳 ///

✿ 调达气机类

天麻首乌排骨汤

　　天麻、黄芪各10克,何首乌、枸杞各15克,当归6克,排骨250克。

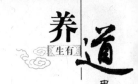

将排骨先用高压锅炖至 7 分熟，后放入天麻、黄芪、何首乌、枸杞等食材，加入黄酒、姜、盐等佐料适量，一起放入锅炖熟即可。

【功效】　天麻味甘，性平，能平肝熄风，潜阳定惊，适用于头昏目眩、耳鸣口苦、惊恐、四肢麻木、手足不遂、肢搐等重症。《开宝本草》："主诸风湿痹，四肢拘挛，小儿风痫、惊气，利腰膝，强筋力。"黄芪味甘，性温，能补气固表、利尿托毒、排脓、敛疮生肌。本品补肾益气，适用于老年人及贫血患者的眩晕。

小贴士

　　由于天麻对肝阳上亢引起的头痛、眩晕等效果显著，故常被人当成"补药"服用。一见眩晕，不分体质虚实，气血盛衰，就妄用天麻，其结果就可能出现以上患者一样的不良反应。服用天麻出现的常见不良反应有：头晕、恶心、胸闷、皮肤丘疹伴瘙痒等，个别会出现面部或全身水肿，甚至脱发现象。故使用时要注意用量和密切观察。

❋ 清热疏肝类

金钱银花炖瘦肉

　　金钱草 80 克（鲜者 200 克），金银花 60 克（鲜品 150 克），猪瘦肉 600 克，黄酒 20 克。将金钱草与金银花用纱布包好，同猪肉块一同加水浸没，武火烧开加黄酒，文火炖 2 小时，取出药包。

【功效】　金银花味甘，性寒，能清热解毒、凉散风热、消炎抗菌、收敛固肠、理气止痛、消化肉积、活血止血、强心利尿、清热解毒等。金钱草味甘、咸，性微寒，能利胆排石、消炎、清热解毒、消石。适用于胆囊炎与胆管炎，预防胆结石。

小贴士

　　饮汤食肉，每次 1 小碗，日服 2 次。过夜煮沸，3 日内服完。

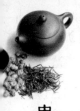

❋ 调和利湿类

车前茵陈汤

玉米须 30 克(鲜品 60 克),茵陈、车前草各 30 克,白糖适量。将玉米须、茵陈、车前草加水 500 毫升,浓煎去渣,加白糖调服。

【功效】 玉米须味甘、淡,性平,能泄热、利尿、利胆平肝、清热祛湿、利胆退黄。茵陈味苦、辛,性微寒,能清湿热、退黄疸。适用于湿热身目俱黄、黄色鲜明、发热口渴、小便深黄,以及肝炎、胆囊炎所致的黄疸。

小贴士

每服 200 毫升,日服 3～5 次。急性期宜多服,每日 2 000 毫升,分 3～4 次服。

茵陈薏米粥

茵陈 30 克,薏苡仁 60 克。先煎茵陈去渣,取汁,入薏苡仁煮粥服。

【功效】 茵陈味苦、辛,性微寒,能清湿热、退黄疸。薏苡仁味甘、淡,性凉,能健脾渗湿、除痹止泻、清热排浓。《本草纲目》记载薏苡仁:"健脾益胃,补肺清热,去风胜湿。炊饭食,治冷气;煎饮,利小便热淋。"适用于急性胆囊炎的辅助治疗。

小贴士

每日 1 剂,连服数剂。

养脾药膳

❋ 补益脾胃类

苁蓉虫草炖乳鸽

肉苁蓉 10 克,冬虫夏草 5 克,酸枣仁 10 克,乳鸽 2 只,火腿肉、水发冬笋、水发香菇、鲜汤、生姜、葱白、胡椒粉、精盐、黄酒各适量。将乳鸽宰杀,去头、爪,切成小块,在沸水中焯一下捞出。冬虫夏草用温水洗净,放入碗中,加黄酒少许,隔水蒸炖1小时。酸枣仁、肉苁蓉洗净。冬笋、火腿切成片。汽锅中放入鸽块、火腿片、冬笋片、香菇,表面盖冬虫夏草、酸枣仁、肉苁蓉,然后加少许鲜汤、精盐、黄酒、葱白,上笼蒸1小时左右,直至鸽肉酥烂,去枣仁、肉苁蓉即成。

【功效】 乳鸽安神补脾胃,酸枣仁补血安神,冬虫夏草能补肾壮阳、补肺平喘,肉苁蓉可补肾阳、益精血、润肠通便。故此菜肴可平补肾阳、润肠通便、宁心安神。

小贴士

凡有实邪郁火及患有滑泄症者慎食酸枣仁。

四仁橘皮粥

甜杏仁10克,松子仁10克,麻子仁10克,柏子仁8克,陈皮3克,大米100克,白糖适量。将上述五味药加水共煎,去渣取汁,后与大米同入砂锅,再加水适量,以小火煮粥,待粥将熟时,调入白糖搅匀稍煮片刻即可。

【功效】 甜杏仁味甘,性平,入肺、大肠二经,能润肠通便、润肺宽胃、祛痰止咳,治虚劳咳嗽气喘。陈皮味辛、苦,性温,入脾、肺经,能理气健脾、调中、燥湿、化痰,主治脾胃气滞之脘腹胀满、湿浊阻中之胸闷腹胀、痰湿壅肺之咳嗽气喘,也可治痰浊阻肺所致的便秘。柏子仁味甘,性平,入心、肾、大肠经,能养心安神、润肠通便。

小贴士

四仁皆含丰富油脂,腹泻者忌用。气虚体燥、阴虚燥咳、吐血及内有实热者慎服陈皮。

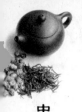

杏仁芝麻糖

甜杏仁 60 克,黑芝麻 50 克,白糖、蜂蜜各 250 克。将杏仁洗净,沥下,捣成泥。芝麻淘洗干净,沥干,倒入铁锅内,文火炒至水气散尽,芝麻发出响声,立即盛碗,稍凉后研碎。将 4 味同倒入大磁盆内,拌匀,加盖,隔水蒸 2 小时。

【功效】 补肺益肾,润肠通便。适用于老人肺气虚弱、津液枯燥、大便无力而难解者。久服有预防直肠癌作用。

小贴士

每次 1 匙,饭后开水送服,一日 2 次。

白术猪肚粥

白术 30 克,槟榔 10 克,猪肚 1 只,生姜少量,粳米 100 克。洗净猪肚,切成小块,同白术、槟榔、生姜煎煮取汁,去渣,用药汁同米煮粥。猪肚可取出蘸麻油、酱油佐餐。

【功效】 白术味苦、甘,性温,能补中益气、健脾和胃。李杲:"去诸经中湿而理脾胃。"适用于脾胃虚弱、消化不良、不思饮食、倦怠少气、腹部虚胀、大便不爽等症。

小贴士

可供早、晚餐温热服食。

✿ 温中和胃类

荜茇桂心粥

荜茇、胡椒粉、桂心各 3 克,大米 150 克,盐 1 克。荜茇、胡椒、桂心打成细粉,大米淘洗干净。将大米、胡椒粉、荜茇、桂心同放锅内,加水适量,用武火烧沸,文火煮熟成粥,下盐搅匀即成。

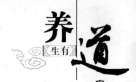

【功效】 荜茇味辛,性热,能温中散寒、下气止痛、温胃止痛。适用于胃溃疡,胃寒疼痛者。《本草衍义》:"走肠胃中冷气,呕吐,心腹满痛。"

小贴士

正餐食用,每日1次,每次吃粥150克。

吴茱萸粥

吴茱萸末5克,大米150克,枸杞10克,葱10克,盐3克。将大米淘洗干净,葱切花,放入锅内,加水适量。把锅置武火上烧沸,下吴茱萸末,再用文火炖煮40分钟,加入盐拌匀即成。

【功效】 暖脾胃,止疼痛。

小贴士

每日1次,每次食粥100克。温热服。

荷叶牛肚汤

牛肚1 000克,新鲜荷叶2张,茴香、桂皮、生姜、胡椒粉、盐、黄酒各适量。将牛肚刮净,切块;将荷叶洗净,垫置于砂锅底,把牛肚放入,加水浸透。用旺火烧沸后,改用中火烧半小时,捞出,切成条状或小块,再倒入锅内,加入黄酒、茴香、桂皮,文火煨2小时。然后加入细盐、生姜、胡椒粉,继续慢慢煨2~3小时,至牛肚酥烂为佳。

【功效】 牛肚味甘,性温。补气益胃。补虚赢、健脾胃。适用于胃下垂、形瘦气虚者。

小贴士

每日服牛肚汤2次,每次1小碗;牛肚可蘸酱油、醋佐膳食。

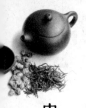

姜汁甜牛奶

鲜牛奶200毫升,生姜汁1汤匙,白糖适量。将牛奶、姜汁一起放入砂锅煮沸,加入白糖即可。温服。

【功效】 散寒,和胃,止呕。治疗虚寒性呕吐、呃逆。

小贴士

如果体内严重缺乏乳糖酶,使摄入人体内的牛奶中的乳糖无法转化为半乳糖和葡萄糖供小肠吸收利用,而是直接进入大肠,使肠腔渗透压升高,使大肠黏膜吸入大量水分,此外,乳糖在肠内经细菌发酵可产生乳酸,使肠道 pH 下降到 6 以下,从而刺激大肠,造成腹胀、腹痛、排气和腹泻等症状。

砂仁煮鲫鱼

鲫鱼1条(100～200克),砂仁5克。鲫鱼去鳞整理洗净,砂仁研末与盐、油适量调匀,一起放入鱼腹,用豆粉封好鱼腹入口。置碟中,上屉蒸熟。服食或佐餐。

【功效】 鲫鱼味甘,性平,能健脾和胃、利水消肿、通血脉。砂仁味辛,性温,能化湿开胃、温脾止泻、理气安胎。本品醒脾开胃、利湿止呕,适用于腹胀呕吐、妊娠呕吐。

小贴士

适用于妊娠恶阻较轻者。

✳ 滋阴益胃类

玉竹沙参蒸龟肉

玉竹15克,北沙参20克,龟肉50克,料酒10克,葱10克,姜5克,盐5克。将龟肉洗净,切成4厘米见方的大块;北沙参浸透切片;玉竹洗净切成4厘米长的段;姜拍松,葱切段。然后把龟肉、玉竹、北沙参、姜、

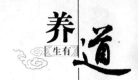

葱、盐、料酒同放蒸盆内,还拌匀,加鸡汤 100 毫升。将蒸盆置武火上蒸 30 分钟即成。

【功效】 龟肉甘咸,性平,能滋阴补血、益胃止渴,适用于中消型糖尿病病人。龟肉还可益阴补血,治劳瘵骨蒸、久嗽咯血等。《医林纂要》:"治骨蒸劳热,吐血,衄血,肠风血痔,阴虚血热之症。"玉竹味甘,性微寒,可养阴润燥、生津止渴,用于肺胃阴伤、燥热咳嗽、咽干口渴、内热消渴。

小贴士

每日 1 次,佐餐食用,每次吃龟肉 30～50 克。龟科动物乌龟的甲壳。过去多用龟的腹甲,故称龟板。味甘、咸,性微寒。能滋阴抑阳、益肾健骨、固经止血、养血补心,是滋阴上品。

黄精黑豆汤

黄精、黑豆各 30 克,蜂蜜半匙。将黄精、黑豆洗净,倒入砂锅内,加冷水 3 大碗,浸泡 10 分钟,用小火慢炖 2 小时,调入蜂蜜即可。

【功效】 黄精味甘,性平,能补气养阴、健脾、润肺、益肾,用于脾胃虚弱、体倦乏力、口干食少、肺虚燥咳、精血不足、内热消渴。《别录》:"主补中益气,除风湿,安五脏。"黑豆味甘,性平,能活血、利水、祛风、解毒。故黄精黑豆汤对食多易饥,形体消瘦的糖尿病有一定的疗效,或用于糖尿病的稳定期。

小贴士

当点心吃,每次 1 小碗,每日 2 次。不宜多食炒熟后的黑豆,主要由于其热性大,多食易上火,尤其是小儿不宜多食。

生地黄粥

生地黄汁 150 毫升,陈仓米 30 克。先将米淘洗干净,放入锅内加适量清水,煮粥。粥成,加入生地黄汁搅匀即可食用。

【功效】 生地黄味甘,性寒,能消热育阴、和中益胃,是肺胃燥热型糖尿病的辅助治疗药膳。

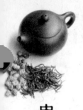

小贴士

　　气滞痰多、脘腹胀痛、食少便溏者忌用。不宜与动物血、葱、蒜、萝卜、辣椒同食。

❋ 润肠导滞类

核桃仁大枣蒸饼

　　核桃仁 50 克,大枣 300 克,面粉 500 克,白糖 100 克。将面粉发酵,擀成面皮。核桃仁去皮,研成细粉。大枣烧烂后去核,与核桃仁粉、白糖混合均匀,并铺在两层面皮之间,上锅蒸熟后切成小块即成。温补肾阳,润肠通便。习惯性便秘者尤为适宜。当主食食用。

　　【功效】　核桃仁可以润肠通便,改善血液循环,缓解生活、工作带来的压力,改善便秘。大枣味甘、性温,入脾、胃经,能补中益气、养血安神。经常食用核桃仁对肾虚引起的便秘有医治作用。

小贴士

　　吃核桃仁时应少饮浓茶。

❋ 和中止泄类

黄连阿胶鸡子黄汤

　　黄连 5 克,生白芍 10 克,煎水 100 毫升,去渣,兑入烊化的阿胶汁 30 毫升,候温,取新鲜鸡蛋两枚,去蛋清,将蛋黄入药汁搅拌,于每晚临睡前顿服。

　　【功效】　黄连味苦,性寒,具有清火滋阴、养血止泻的功效。适用于阴虚火旺或热病、失血后阴虚阳亢泄泻者。

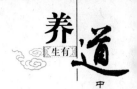

五味子大枣粥

五味子 10 克,大枣 10 枚,冰糖 15 克,大米 100 克。将五味子洗净,放入砂锅,加水煎煮 30 分钟,去渣取汁,加入淘洗干净的大米及冰糖,用大火烧沸后转用小火熬煮成稀粥。此粥滋补肝肾。早晚分食。

【功效】 五味子味酸、甘,性温,能收敛固涩、益气生津、补肾宁心止泻。用于久嗽虚喘、梦遗滑精、自汗、盗汗、津伤口渴、短气脉虚、内热消渴、心悸失眠。李杲:"生津止渴。治泻痢,补元气不足,收耗散之气,瞳子散大。"

养肺药膳 ///

❈ 解表散寒类

防风粥

防风 15 克,葱白 2 根,生姜 3 片,粳米 100 克。先将防风、葱白、生姜洗净加水煎,去渣取汁。将粳米淘洗干净入锅,加药汁和适量清水,煮成稀粥,趁热服食。食后盖被取汗。

【功效】 辛温解表、宣肺散寒。用于外感风寒恶寒重、发热轻、口不渴,无汗、头痛、四肢疼痛、鼻塞流清鼻涕、咳嗽、咳痰清稀者。防风祛风解表、胜湿止痛、解痉、止痒。西医用于上呼吸道感染、流行性感冒的辅

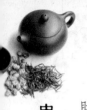

助治疗。

荆芥薄荷粥

荆芥 10 克,薄荷 6 克,淡豆豉 10 克,粳米 60 克。将荆芥、薄荷、淡豆豉洗净,先用清水煮淡豆豉 30 分钟,加入荆芥、薄荷煎煮 5 分钟,取汁,去渣。粳米淘洗干净,入锅煮粥,待粥将成时,加入药汁,稍煮即可,趁热食用。

【功效】 发汗解表、清利咽喉。用于伤风感冒、发热恶寒、头昏头痛、咽痒咽痛等。西医用于上呼吸道感染、咽喉炎、流行性感冒的辅助治疗。

❋ 养阴润肺类

百合枇杷鲜藕汤

鲜百合、枇杷(去核)、鲜藕(洗净切片)各 30 克,煎汤取汁再调入适量冰糖(或白砂糖)频饮。

【功效】 百合味甘,性微寒,可养阴润肺,清心安神。《日华子本草》:"安心,定胆,益志,养五脏。"鲜藕味甘,性寒,可清热生津、凉血、散淤、止血。《名医别录》:"主热渴,散血生肌,久服令人心欢。"枇杷味甘、酸,性凉,可润肺、下气、止咳。《药性切用》:"润肺定咳,止渴除烦。"故三者合用,可治燥热咳嗽、有干咳声音嘶哑、咳痰带血、口干舌燥等症状者。

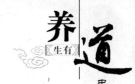

枇杷与大部分果树不同,在秋天或初冬开花,果子在春天至初夏成熟,比其他水果都早,因此被称为"果木中独备四时之气者"。也因为这样,人们把枇杷与樱桃、杨梅并称"初夏三姐妹"。枇杷含有丰富的钾元素和维生素 A,每 100 克枇杷中,水分占87%,含蛋白质 0.4 克、脂肪 0.2 克和碳水化合物 12 克,能提供196.7 千焦的热量。枇杷不仅味道鲜美、营养丰富,还有生津润肺、清热健胃、利尿滋补和强身健体的功效,对促进消化、解暑、润肺止咳、预防感冒都有较好的作用。

猪肺汤

猪肺 500 克,粳米 100 克,薏苡仁 50 克。料酒、葱、姜、食盐、味精各适量。将猪肺洗净,加水适量,煮至七分熟,捞出切成丁,同淘净的大米、薏苡仁一同放入锅内,葱、姜、食盐、味精适量,先急火烧沸,然后改文火煨炖,米烂熟即可。

【功效】 猪肺味甘,微寒,有止咳、补虚、补肺之功效。《随息居饮食谱》:"猪之脏腑,不过为各病引经之用,平人不必食之。不但肠胃垢秽可憎,而肺多涎沫,心有死血,治净匪易,烹煮亦难。"本品补脾肺、止咳,适用于慢性支气管炎。

猪肺可清热润肺,对阴虚肺热所致的慢性支气管炎效果不错;薏苡仁健脾化痰,二药配伍,共奏止咳化痰之功效。特别值得注意的是猪肺不宜与白花菜一同食用。

❋ **止咳祛痰类**

玉露糕

天花粉 10 克,葛根 10 克,橘梗 10 克,豆粉 500 克,白糖 250 克。将

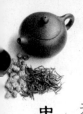

天花粉、葛根、橘梗切片，烘干后打成细末待用。在盘内将上面的药末加入豆粉，白糖和匀，加清水调湿，然后抖散，放在打了油的方饭盒内，上笼沸水武火蒸约 30 分钟，至熟。糕蒸熟后取出饭盒，用刀切成重约 25 克的小块即成。

【功效】 本方天花粉、葛根、橘梗三药同用，能清热生津、祛痰止咳，加白糖调味又可润肺，用豆粉赋型又能益胃。用于肺燥干咳、痰少、胃热口渴、喜饮等症，有一定疗效。

小贴士

豆粉指绿豆粉。年糕属黏腻之品，注意适量食用。

三子粥

萝卜子 10 克，紫苏子 10 克，白芥子 3 克，粳米 100 克，盐 3 克。将萝卜子、紫苏子、白芥子碾碎后加水 1 000 毫升煎煮 30 分钟，去滓取汁。粳米淘洗干净，加入药汁煮粥。米熟后加盐调味即成。

【功效】 紫苏子味辛，性温，可解表散寒、行气宽中。紫苏子在《药性论》中记载："主上气咳逆。治冷气及腰脚中湿风结气。"白芥子，味辛，性温，无毒，可化痰逐饮、散结消肿，用于寒痰喘咳、胸胁胀痛、痰滞经络、关节麻木疼痛、痰湿流注、阴疽肿毒。白芥子在《本草纲目》记载："利气豁痰，除寒暖中，散肿止痛。治喘嗽反胃，痹木脚气，筋骨腰节诸痛。"萝卜子又称莱菔子，味辛、甘，性平，可消食除胀、降气化痰，用于饮食停滞、脘腹胀痛、大便秘结、积滞泻痢、痰壅喘咳。《本草纲目》："下气定喘，治痰，消食，除胀，利大小便，止气痛，下痢后重，发疮疹。"三者合用，可行气宽中、下气消痰、润肠通便。用于气管炎、支气管炎、咳嗽痰喘、便秘等症的辅助治疗。

❋ 宣肺平喘类

加味参苓粥

人参 3～5 克(或党参 15～20 克),茯苓 15 克,核桃肉 10 克,蛤蚧末 5～6 克,姜片 3～5 克,粳米 100 克。先将人参(或党参)、茯苓、蛤蚧末煎汁,姜后下,去渣。将核桃肉研烂,与药汁、粳米共煮为稀粥。亦可将药汁与核桃肉分两份,每日早、晚分别与粳米煮粥。

【功效】 人参性平、微温,味甘、微苦,能大补元气、复脉固脱、补脾益肺、生津止渴、安神益智、益气定喘。《本草汇言》记载:"补气生血,助精养神之药也。"茯苓淡渗利湿,蛤蚧味咸,性平,可补肺益肾、纳气平喘、助阳益精。《本草纲目》记载:"补肺气,益精血,定喘止咳,疗肺痈,消渴,助阳道。"故加味参苓粥适用于虚喘、喘促气短、咳声低弱、语言无力、面色苍白、自汗畏风、舌质淡红、苔白、脉弱等症。

小贴士

人参与党参比较:均能补脾益肺,生津养血。均可用于脾气不足的体虚倦怠,食少便溏;肺气亏虚的咳嗽气促,语声低微及气虚血虚者。但人参能大补元气,为治气虚欲脱、脉微欲绝危重证候的要药。人参还能益气安神,益气生血,益气摄血和益气壮阳,故又可用于气津两伤的口渴及消渴证,气血亏虚、神志不安的心悸、失眠、健忘证,血虚证,气不摄血的出血证和阳痿证等。党参补脾肺之气及生津、养血、扶正祛邪等功效与人参基本类似而力较弱,故古今方中以人参治疗一般脾肺气虚及津伤血亏而证候较轻者,现多以党参代之。但党参并无大补元气、复脉固脱之功,虽用大剂量,亦不能代替人参益气固脱。

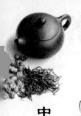

养肾药膳

✲ 滋补肝肾类

山药羊肉汤

山药、当归各10克，鲜羊肉100克，姜、葱、盐各适量。将鲜羊肉洗净，切小块，加入山药、当归一同煲汤，肉熟后加姜、葱、盐调味即可。

【功效】 山药味甘，性平，能补脾养胃、生津益肺、补肾涩精。当归味甘、苦，性温。《医学启源》："当归，气温味甘，能和血补血，尾破血，身活血。"可补血、活血、调经止痛。适用于肾虚型不孕症。症见月经量少、经期延长、经色暗而质清、腰膝酸软、下腹冷坠、白带清稀。

小贴士

吃肉，喝汤。于月经前服食，每日1剂，连服5～7日。

益母草鸡蛋汤

益母草30～60克，鸡蛋2个，红枣数枚。将益母草、元胡与鸡蛋同煮，鸡蛋熟后去壳，再煮片刻，去药渣。

【功效】 益母草味苦、辛，性微寒，能活血调经、利尿消肿，适用于血虚型不孕症。症见月经错后、经期腹痛拒按、经血暗黑有块。

小贴士

吃蛋喝汤，每天1次，月经前连服5～7日。

枸杞子羊肉粥

枸杞子50克，羊肉、粳米各250克，葱白5克，细盐少许。将枸杞叶洗净，切细；羊肉切碎，将几味同放锅内，加水适量共煮粥，粥熟加葱、盐

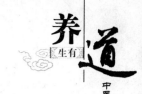

调味。

【功效】 枸杞子味甘,性平,能滋补肝肾、益精明目。《药性论》:"能补益精诸不足,易颜色,变白,明目,安神。"羊肉味甘,性温,能温中健脾、补肾壮阳、益气养血。《日用本草》:"治腰痛羸弱,壮筋骨,厚肠胃。"故枸杞子羊肉汤适用于气血两虚型不孕症。

小贴士

可经常服用。

乌鸡汤

雄乌骨鸡 500 克,陈皮 3 克,良姜 3 克,胡椒 6 克,草果 2 枚,葱、醋适量。将鸡切块,与上述各味同煮,文火炖烂。

【功效】 温中健胃,补益气血。适用于妇女痛经之属于气血双亏、偏虚寒者。

小贴士

每日 2 次,吃肉,喝汤。

牛膝参归酒

牛膝 60 克,党参、当归、香附各 30 克,红花、肉桂各 18 克,白酒1 000毫升。将上药切成小块,与白酒同入容器中,密封浸泡 7 天以上便可饮用。

【功效】 疏肝理气,温经活血。适用于妇女闭经、出现小腹胀痛或冷痛、面色暗、腰酸痛者。

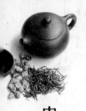

每日早上服5～10毫升,晚上服10～20毫升。身体较好者每次可增至20～30毫升。服至月经来潮为止。心脏病患者及白带过多者慎用。

川芎煮鸡蛋

川芎8个,鸡蛋2个,红糖适量。将川芎、鸡蛋加水同煮,鸡蛋熟后去壳再煮片刻,去渣,加红糖调味即成。

【功效】 川芎味甘、辛,性温,能补血活血、调经止痛、润肠通便,适用于气血淤滞型闭经。鸡蛋味甘,性平,能滋阴润燥。

小贴士

每日分2次服,每月连服5～7剂。吃蛋饮汤。鸡蛋吃法多种多样,就营养的吸收和消化率来讲,煮蛋为100%,炒蛋为97%,嫩炸为98%,老炸为81.1%,开水、牛奶冲蛋为92.5%,生吃为30%～50%。由此来说,煮鸡蛋是最佳的吃法,但要注意细嚼慢咽,否则会影响吸收和消化。不过,对儿童来说,还是蒸蛋羹、蛋花汤最适合,因为这两种做法能使蛋白质松解,极易被儿童消化吸收。注意:茶叶蛋应少吃,因为茶叶中含酸化物质,与鸡蛋中的铁元素结合,会对胃起刺激作用,影响胃肠的消化功能。

鳖甲炖鸽肉

鳖甲30克,鸽子1只,米酒少许,油、盐、味精各适量。将鸽子宰杀,去毛及内脏。把鳖甲打碎放入鸽子腹腔内,加清水、米酒适量,置瓦盅内隔水炖熟,加油、盐、味精调味即可。

【功效】 鳖甲味咸,性微寒,能滋肾益气、散结通经,适用于因身体虚弱引起的闭经。鸽子味咸,性平,能滋肾益气、去风解毒。

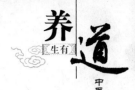

墨鱼香菇冬笋粥

干墨鱼 1 只,水发香菇、冬笋各 50 克,猪瘦肉、粳米各 100 克,胡椒粉 1 克,料酒 10 克,食盐、味精各适量。墨鱼干去骨,用温水浸泡发胀,洗净,切成丝状。猪肉、香菇、冬笋分别切丝备用。粳米淘洗干净,下锅,加入肉丝、墨鱼、香菇、冬笋、料酒一齐熬至熟烂,最后调入食盐、味精及胡椒粉即可。

【功效】　补益精气,通调月经,收敛止血。适用于妇女闭经、白带频多。

桃花蜂蜜糯米粥

桃花 50 克,蜂蜜、白糖各 25 克,糯米 100 克。糯米洗净下锅,加水 1 000 毫升煮粥,粥将熟时,放入桃花、蜂蜜及白糖,稍煮即成。

【功效】　桃花味苦,性平,能活血、利水、通便,适用于闭经症。蜂蜜味甘,性平,能补中、润燥、止痛、解毒。《别录》记载蜂蜜:"养脾气,除心烦,食饮不下,止肠澼,肌中疼痛,口疮,明耳目。"

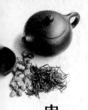

乌豆益母草汤

乌豆(黑豆)50克,益母草30克,红糖30~50克,米酒2汤匙。将益母草洗净,切成寸段,入瓦煲加水500~800毫升,煎沸30分钟以上,去渣留汤。乌豆淘洗干净,倒入益母草汁中,继续煎煮至乌豆熟烂时,调入红糖和米酒即可。

【功效】 乌豆味甘,性平,能活血、祛淤、调经,适用于闭经症。益母草味苦、辛,性平,能活血调经、利尿消肿,用于月经不调、痛经、闭经、恶露不尽、水肿尿少。《本草纲目》记载益母草:"活血,破血,调经,解毒。"

小贴士

食乌豆,饮汤。

❋ 补肾涩精类

山药莲苡汤

山药、莲子、薏苡仁各30克,红枣数枚。将山药、莲子(去皮、芯)、薏苡仁放入锅中,加水500毫升,用文火煮熟即可。

【功效】 山药味甘,性平,能补脾养胃、生津益肺、补肾涩精。莲子味甘、涩,性平,能补脾止泻、益肾涩精、养心安神。薏苡仁味甘、淡,性凉,可辅治身体虚弱及脾虚型带下病。

小贴士

饮汤,食山药及莲子、薏苡仁。每日2次,一般服5~7日。

完带粥

炒白术、炒山药各30克,人参6克,白芍15克,车前子、苍术各9克,甘草3克,陈皮、荆芥、柴胡各1.5克,粳米100克,白糖适量。将上方10味药放入砂锅,煎汁,去渣,再加入洗净的粳米,共煮成粥,调入白

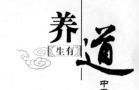

糖即成。

　　【功效】　白术味苦、甘,性温,能健脾燥湿、疏肝理气。《医学启源》记载白术:"除湿益燥,和中益气,温中,去脾胃中湿,除胃热,强脾胃,进饮食,和胃,生津液,主肌热,四肢困倦,目不欲开,怠惰嗜卧,不思饮食,止渴,安胎。"山药味甘,性平,能补脾养胃、生津益肺、补肾涩精,适用于脾虚带下、腰酸神疲、饮食懒进。

山药黄柏粥

　　鲜山药100克(或干山药30克),芡实、车前子各15克,黄柏、白果仁各10克,粳米100克,红糖适量。先将山药、黄柏、芡实、车前子煎煮,去渣取汁,加入粳米、白果仁煮成粥,调入红糖即成。

　　【功效】　山药味甘,性平,能补脾养胃、生津益肺、补肾涩精。芡实味甘、涩,性平,能健脾固冲、清热利湿。车前子味甘,性微寒,能清热利尿、渗湿通淋、明目、祛痰。《日华子本草》记载车前子:"通小便淋涩,壮阳。治脱精,心烦,下气。"黄柏味苦,性寒,能清热燥湿、泻火除蒸。白果仁味苦、甘、涩,性平。故山药黄柏粥适用于带下色黄、其气腥秽。

山萸肉粥

　　山茱萸肉15～20克,粳米100克,白糖适量。先将山茱萸洗净,去核,再与粳米同入砂锅内煮粥,待粥将熟时,加入白糖稍煮即可。

　　【功效】　山萸肉味酸、涩,性微温,能补虚收敛止汗、清热生津、止

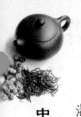

渴。补益肝肾、涩精敛汗,适用于肝肾不足、带下、遗尿、小便频数等。《药性论》:"治脑骨痛,止月水不定,补肾气;兴阳道,添精髓,疗耳鸣,除面上疮,主能发汗,止老人尿不节。"

小贴士

　　每日1～2次,3～5天为一疗程。发热期间或小便淋涩者,均不宜食用。

薏苡仁蒸鸡

　　鸡1只,薏苡仁30克,核桃仁50克,鸡内金15克,海金沙20克,琥珀15克,地黄15克,红枣10克,盐10克,葱10克,姜15克,黄酒20克,芝麻油30克。将薏苡仁、核桃仁、鸡内金、海金沙、琥珀、地黄、红枣放锅内,加水500毫升,置中火上煎煮25分钟,过滤,留药汁。把鸡宰杀后,抹上绍酒、盐,把葱、姜放入鸡腹内,将煎煮好的药汁液同鸡放入蒸盆;把蒸盆置蒸笼内,蒸一个半小时即可。

　　【功效】 鸡内金味甘,性平,能健胃消食、涩精止遗。《别录》:"主小便利,遗溺,除热止烦。"本品滋补气血、消石排石,适用于肾结石。

小贴士

　　每日2次,吃鸡肉,喝汤。

竹笋炖鸭肫

　　鸡内金30克,鸭肫100克,竹笋200克,黑木耳30克,黄酒20克,葱15克,姜10克,素油50克,盐适量。将竹笋洗净切片,鸡内金研成细粉,鸭肫切片,黑木耳发透去泥沙及蒂,葱切段,姜切片。再将素油放炒锅内,烧六成热时,加入葱、姜炒香,放入鸭肫、竹笋、木耳及绍酒、盐,炒熟后加入鸡内金粉炒匀即成。

　　【功效】 鸡内金味甘,性平,能健胃消食、涩精止遗。《别录》:"主小

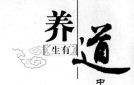

便利,遗溺,除热止烦。"本品消食积、通石淋,适用于泌尿系结石所致腰痛。

每日 1 次,佐餐食。

❀ 清热利尿类

三豆白鸭汤

赤小豆 50 克,绿豆 50 克,蚕豆 50 克,白鸭 1 只,姜 5 克,葱 5 克,盐 5 克,大蒜 10 克,料酒 10 克。将以三豆洗净,去杂质,用清水浸泡 2 小时,白鸭宰杀后,去毛、内脏及爪;姜拍松,葱切段。把三豆、白鸭、姜、葱、大蒜、料酒、盐放入炖锅,注入清水 1 500 毫升。将炖锅置武火上烧沸,打浮沫,再用文火炖煮 1 小时即成。

【功效】 赤小豆味甘、酸,性平,能利水消肿、解毒排脓。绿豆味甘,性凉。《本草汇言》:"清暑热,静烦热,润燥热,解毒热。"三豆白鸭汤补气血,消腹水,适宜于肝硬化腹水病人食用。

小贴士

每日 2 次,吃鸭肉喝汤,随意吃三豆。

赤小豆鸭肉粥

赤小豆 50 克,大米 100 克,鸭肉 50 克,姜 5 克,葱 5 克,盐 5 克,大蒜 10 克。将赤小豆洗净,去杂质,浸泡 2 小时;鸭肉洗净,去骨,切成肉粒,姜、葱、蒜剁成粒;大米淘洗干净。把大米放锅内,加赤小豆,注入清水 600 毫升。将锅置武火烧沸,再加入鸭肉、姜、葱、蒜、盐同煮,用文火继续煮 45 分钟即成。

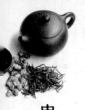
【功效】 赤小豆味甘、酸,性平,能利水消肿、解毒排脓。本品清热解毒、利水消肿,适用于肝硬化腹水者。

小贴士

每日 1 次,每次吃粥 100 克。

赤豆冬瓜炖生鱼

赤小豆 500 克,冬瓜 200 克,生鱼 1 尾(250 克),冰糖 30 克。将生鱼去鳞及内脏;赤小豆淘洗干净;冬瓜洗净(留皮),切成 4 厘米见方块状;冰糖打碎。以上同放煲中,加入水适量。将煲置武火上烧沸,再用文火煲至赤小豆熟透即成。

【功效】 赤小豆味甘、酸,性平,能利水消肿、解毒排脓。冬瓜味甘淡,性凉,能除湿利水、凉血消肿。本品适合于慢性肾小球肾炎病人。

小贴士

每日 2 次,每次 100 克。吃鱼、豆及冬瓜,喝汤,既可佐餐又可单食。

荸荠煮猪腰

荸荠 100 克,猪腰 2 只,冰糖 30 克。将荸荠洗净,去皮,切成两半;猪腰切两半,除去白色腺腺,切 3 厘米的腰花;冰糖打碎。再把猪腰、荸荠、冰糖,同放入锅内,加水 2 000 毫升,置武火烧沸,文火煮 25 分钟即成。

【功效】 荸荠味甘,性寒,能滋补肾肺、清热利水。本品适用于慢性肾小球肾炎病人。

小贴士

每日 2 次,每次食 1 只猪腰,吃马蹄喝汤。既可以佐餐又可以单食。

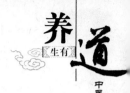

三冬地黄甜鸡

生地黄 50 克,肥母鸡 1 只,红枣 20 枚,白糖 30 克。将母鸡宰杀后去毛、内脏及爪,洗净后由背部颈骨剖至尾部,洗净血水,入沸水锅内略焯片刻,捞出待用。再将生地洗净后,切成 1 厘米见方的块,和白糖一起塞入鸡腹内,将鸡腹向下,置于罐中,红枣洗净放在罐子内,加水,封口上笼蒸 2 小时即成。

【功效】 生地黄味甘,性寒,能滋补肝肾、凉血补血。本品适用于慢性肾小球肾炎病人。

小贴士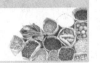

每日 1 次,佐餐食用。

薏苡仁蒸水鱼

薏苡仁 20 克,红枣 6 枚,水鱼 250 克,葱 20 克,姜 15 克,料酒 20克,盐少许。将水鱼剁去头、尾,去内脏,洗净;姜洗净切片,葱洗净切成4 厘米长的段。再将水鱼放盆内,加入料酒、姜、葱、薏苡仁、红枣、盐拌匀,加水少许,置武火蒸笼内,蒸 50 分钟即成。

【功效】 薏苡仁味甘、淡,性凉,能健脾渗湿、除痹止泻、清热排脓。《本草纲目》记载薏苡仁:"健脾益胃,补肺清热,去风胜湿。炊饭食,治冷气;煎饮,利小便热淋。"本品滋阴补血、除湿消肿,适合于肾炎腰痛尿少者。

小贴士

每日 1 尾鱼,日服 3 次,吃肉喝汤,既可单食,又可佐餐。

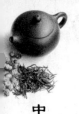

翠衣膳片

西瓜皮 150 克,鳝鱼 100 克,葱 20 克,姜 15 克,蒜 20 克,料酒 20 克,盐少许。将鳝鱼去内脏和骨,洗净,切片;葱切段、姜切片、蒜切片,备用。将西瓜皮洗净、切成丝,用纱布绞成汁液,拌入鳝鱼片内,加入葱、姜、蒜、盐、料酒,加入少许淀粉用鸡蛋清拌匀再将炒锅烧热,加入素油 50 克,油六成热时,倒入鳝鱼片,翻炒均匀,熟透即成。

【功效】 西瓜皮味甘,淡,性寒,能清热解暑、泻热除烦、利尿。本品利水消肿、清热除湿,适合急性肾炎尿少身肿者。

小贴士

每日 3 次,每次 100 克鳝鱼片,佐餐主食均可。

淡菜皮蛋粥

淡菜 30 克,皮蛋 1 只,大米 100 克。将大米淘洗干净;淡菜洗净切颗粒;皮蛋去壳洗净,切粒。把大米放锅内,加水适量,放入淡菜粒、皮蛋粒,用武火烧沸,再文火煮熬 1 小时即成。

【功效】 利尿消肿、除烦降压,适合肾炎病人经常食用。

小贴士

每日 2 次,每次适量,亦可作主食食用。

蒲公英粥

蒲公英、新鲜车前叶各 30～60 克,粳米 50～100 克。将蒲公英、车前叶洗净切碎,同煎取汁去渣,然后放入粳米煮成稀粥。

【功效】 清热利尿、解毒,适用于小便不通、淋沥涩痛、尿血、水肿、肠炎泻痢、黄疸病、目赤肿痛、咳嗽痰多。

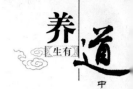

小贴士

　　遗精、遗尿的病人不宜食用。蒲公英植物体中含有蒲公英醇、蒲公英素、胆碱、有机酸、菊糖等多种健康营养成分,有利尿、缓泻、退黄疸、利胆等功效。蒲公英同时含有蛋白质、脂肪、碳水化合物、微量元素及维生素等,有丰富的营养价值。其中含有的胡萝卜素和维生素C及矿物质,对消化不良、便秘都有改善的作用。另外叶子还有改善湿疹、舒缓皮肤炎的功效,根则具有消炎作用。

金钱草粥

　　金钱草、猪腩肉各 60 克,粳米 50～100 克。将金钱草煎汁去渣;猪腩肉洗净切块,将猪腩肉与粳米加入药汁中同煮成粥。

　　【功效】　清热通淋、排石通便,适用于尿路结石、小便涩痛、大便干结。

小贴士

　　每日 2 次,稍温服。

三金排石粥

　　金钱草 30 克,郁金 15 克,鸡内金 10 克,三棱、莪术各 12 克,炮山甲 6 克,薏苡仁、牛膝各 9 克,粳米 100 克,白糖适量。将上药水煎,取汁去渣,加入淘净的粳米煮成粥,再加白糖调味。

　　【功效】　清热通淋、化淤排石,适用于尿路结石、肾结石,症见小便不畅、淋漓热痛、肾绞痛。

小贴士

　　每日 2 次,温热服。孕妇忌用。

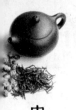

茅根赤豆粥

鲜茅根 200 克(干茅根 50 克),赤豆、粳米各 100 克。茅根入砂锅内,加清水 1 000 毫升,煎至 700 毫升,去渣留汁,加入赤豆、粳米煮粥。

【功效】 茅根味甘,性寒,能清热利尿、通淋。本品凉血止血、利尿排石,用于尿结石兼血尿者所致腰痛。

小贴士

每日 2 次,温热服食。

木耳黄花汤

木耳 15 克,黄花菜 50 克,冰糖 30 克。将黑木耳、黄花菜用清水发透,去泥沙、根蒂及杂质、沥干水分;冰糖打碎。再将黑木耳、黄花菜、冰糖放锅内,加水 2 000 毫升,用武火烧沸,文火炖熬 1 小时即成。

【功效】 清热利尿、养血补血,适用于慢性肾小球肾炎所致腰痛。

小贴士

每日 2 次,每次 1 碗,单食。

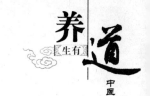
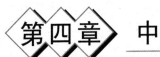中药药浴养生

认识药浴养生

药浴，属中医常用的外治法之一，是传统中医药学的重要组成部分。它是在中医理论的指导下，选配适当的中草药，利用经煮沸后产生的蒸汽熏蒸，或药物煎汤取液进行全身或局部洗浴（如头面浴、目浴、手足浴、坐浴、半身浴），以达到养生保健、防治疾病之目的。

药浴疗法，由来已久。早在三千多年前的周代，就盛行香汤浴。所谓香汤，特指用中药佩兰煎的药液。其气味芬芳馥郁，有解暑祛湿、醒神开窍之功效。伟大的爱国诗人屈原在《九歌·云中君》里这样记载："浴兰汤兮沐芳。"即是当时这种香汤浴风气的真实描述。春秋战国时期成书的中医经典著作《黄帝内经》提出"其有邪者，渍形以为汗"。即针对外来之邪以热水浸渍发汗的方法治疗。此外，还记载了用姜、椒、桂和酒煮，熏洗治疗关节肿痛、屈伸不利之痹证。长沙马王堆西汉墓出土的医籍《五十二病方》，就有"温熨"、"药摩"、"外洗"等外治法的记载，是我国目前最早发现有关药浴的文字资料。除此之外，该书对外治的使用方法、适应证情况及使用时的注意事项进行了专门讨论。

东汉时期，医圣张仲景所著的《伤寒杂病论》就记载有坐浴、浸足、熏洗等多种药浴方法，如狼牙汤沥阴中以治阴中蚀疮烂者，苦参汤熏洗治疗狐惑病蚀于下部者，矾石汤浸脚治疗脚气病，百合洗方治疗百合病。

至晋代，药浴疗法有了长足的发展。葛洪所著的《肘后备急方》中记载了针对不同原因引起的创伤及脓肿分别采用"酒洗"、"醋水洗"、"榭树

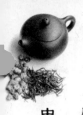

皮煎汤洗"等不同的浴洗方法,体现了中医学辨证论治的思想。晋末,出现了我国第一部外科学专著《刘涓子鬼遗方》,其载方 151 个,较多地运用了熏洗法。

唐、宋、金、元时期,药浴的方药不断增多,应用范围逐渐扩大,药浴成为一种常用的治疗方法。孙思邈的《千金方》、《千金翼方》和王焘的《外台秘要》均载有不少药浴方剂。宋代的《太平圣惠方》载有熏洗方163 个,还收集了大量美容、美肤药浴良方。金元时期,齐德之所著的《外科精义》一书中设有药浴疗法专论"渍渍法",称药浴疗法能"疏导腠理,通调血脉,使无凝滞也"。

明清时期,药浴疗法至臻完备。李时珍在《本草纲目》中收载药浴方剂达数百种之多,且在任太医院院判期间,为皇家医病,其本草熏蒸深得皇帝喜爱。清代赵学敏的《串雅外篇》,介绍了外治疗法 120 余种,其中涉及熏洗方近 20 种。外治大师吴师机著有《理瀹骈文》一书,认为:"外治之理,即内治之理,外治之药,亦即内治之药,所异者法耳,医理药性无二。"这些论述为药浴治疗疾病提供了理论依据。

药浴疗法是清代宫廷医学的一大特色,为皇族所推崇。在清宫医案中就有大量的药浴方。有关资料表明,清朝慈禧太后和光绪皇帝对药浴就十分喜欢,在慈禧太后的医方中专有沐浴方和洗药方。极尽奢华的慈禧太后,为美容养颜,就常洗牛奶浴。步入现代,伴随社会、科技的进步,药浴疗法得到更进一步的发展。学术上,著书立说不断;科研领域中,凭借现代科学观念、科学手段对药浴疗法的作用机制进行深入研究;临床上,在传统药浴疗法发展的同时,少数民族药浴亦蓬勃发展,如瑶族药浴、蒙医药浴、藏医药浴等百家齐放。

温馨提示

药浴既是一种保健方法,也是一种治疗手段。药浴疗法是以中医学的基本理论为指导,以中医的整体观念为依据的。外治的作用机制与内治之理基本相同,都是根据疾病的在表在里、在腑在脏、虚实寒热、标本缓急,采用不同的药浴方法。因此,根据个人体质辨证用药,选用的中药不同,其保健、治疗的功效也不同。

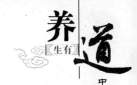

药浴不但要有针对性，而且还要掌握用药的"火候"。与内服中药一样，药浴一旦用药或剂量掌握不准，不但不利于病情，还可能加重病情。有些中药有一定的毒性，在泡药浴和高温熏蒸过程中，皮肤腠理完全开泄，一旦剂量掌握不好，很容易通过皮肤吸收引起急性中毒，尤其是治疗风湿病、腰腿疼痛的中药，如胆南星、川乌、番木鳖等，毒性较大，必须经过炮制、配伍后才能安全使用。

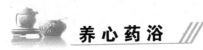

养心药浴

燥湿敛汗浴液

黄柏、煅龙骨各 30 克，白矾 10 克，五倍子、槐花、郁金备 15 克。加水甄升，水煎取汁 1 升，滤取药液。足浴，每次 30 分钟，每日 1 次。

【功效】　清热燥湿敛汗。主治湿热下注之足心汗多者。症见汗多黏腻，色黄易染。

小贴士

注意浴室保持一定温度，避风寒。

祛湿止汗浴液

白矾、葛根各 15 克。加水 1 升，水煎取汁 600 毫升，滤取药液。足浴，每次 30 分钟，每日 1 次。

【功效】　祛湿止汗。主治手足心汗或腋下汗出。

小贴士

注意浴室保持一定温度，避风寒。

益气固表浴液

黄芪 150 克，麻黄根 120 克，白术、防风、白芷、艾叶各 100 克。加水

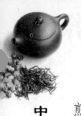

煎煮,滤取药液,倒入浴桶,足浴。每次 30 分钟,每日 1 次。

【功效】 益气固表敛汗。主治气虚自汗,症见体弱纳少、汗出恶风、动则益甚。

小贴士

注意浴室保持一定温度,避风寒。

 养脾药浴

理气止痛浴液

香附 30 克,橘皮、青皮各 60 克,木香 30 克。加水适量煎煮,煮沸 10 分钟,待药液温热时,足浴熏洗胃脘部。每次 20 分钟,每日两次。

【功效】 疏肝理气。主治肝气犯胃型胃痛。

小贴士

注意浴室保持一定温度,避风寒。

散寒止痛浴液

干姜 50 克,吴茱萸 30 克,艾叶 60 克。加水适量煎煮,煮沸 15 分钟,待药液温热时,足浴熏洗胃脘部。每次 20 分钟,每日两次。

【功效】 温里散寒止痛。主治寒性胃痛。

小贴士

注意浴室保持一定温度,避风寒。

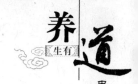

温里散寒浴液

生姜 30 克,肉桂 30 克,香附 50 克,高良姜 50 克。将上述药物用沸水浸泡,待温后,于药液中浸双足。每次 20 分钟,每日 3 次。

【功效】 温里散寒止痛。主治寒凝气滞和脾胃虚寒所致的胃痛,症见胃痛暴作,疼痛剧烈,畏寒喜暖,得热痛缓;或胃痛隐隐,绵绵不断,喜暖喜按等。

小贴士

注意浴室保持一定温度,避风寒。

温中散寒浴液

艾叶 50 克,白胡椒、透骨草各 25 克。将上述药物水煎 3 次,每次加清水 500～1 000 毫升,煎 10～15 分钟去渣,将药汁倒入盆中,以不烫为度,每次浸足 10 分钟,每日 3 次。

【功效】 温中散寒除湿。主治小儿消化不良性腹泻。

小贴士

注意浴室保持一定温度,避风寒。

渗湿止泻浴液

干姜 20 克,车前草 100 克,高粱壳 100 克。将干姜捣碎,与另两味药一起放入锅内加水煎煮,取液温洗双足,每次 30 分钟,每日两次。

【功效】 温中散寒,渗湿止泻。主治寒湿型腹泻。

小贴士

注意浴室保持一定温度,避风寒。

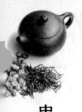

暖脾止泻浴液

五味子、吴茱萸各 24 克，补骨脂 18 克，生姜 12 克。将上述药物捣碎，放入锅内加水煎煮，取液温洗双足，每次 30 分钟，每日两次。

【功效】 补肾助阳，暖脾止泻。主治肾阳虚衰引起的腹泻。

> **小贴士**
>
> 注意浴室保持一定温度，避风寒。

补肾止泻浴液

草苁蓉 50 克。煎煮 30 分钟，去渣，加适量热水，趁热足浴，每日 1 次。

【功效】 补肾壮阳，润肠止血。主治小儿肠炎腹泻。

> **小贴士**
>
> 注意浴室保持一定温度，避风寒。

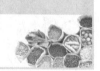

清热生津浴液

芦根 30 克。将芦根装入纱布包，放入热水浴桶内，10 分钟后进入药桶内足浴 20 分钟，每日 1 次。

【功效】 清热生津止呕。主治胃热呕吐，症见突然恶心呕吐、发热恶风、头痛自汗等。

> **小贴士**
>
> 注意浴室保持一定温度，避风寒。

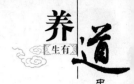

温胃散寒浴液

肉豆蔻、生姜各 50 克。将上述药物加水煎煮,取汁 1.5 升,足浴或擦洗腹部及胃脘部,以擦热皮肤为度,每日 3 次。

【功效】 温胃散寒。主治胃寒呕吐,症见突然恶心呕吐,并伴有恶寒发热、头身疼痛者。

小贴士

注意浴室保持一定温度,避风寒。

降逆止呕浴液

胡椒 20 克,绿豆 30 克,黄连 120 克,干姜 120 克。加水两升,水煎取汁 1 升,滤取药液,足浴,每次 30 分钟,每日两次。

【功效】 平调寒热,降逆止呕。主治暴饮暴食引起的呕吐、泄泻。

小贴士

注意浴室保持一定温度,避风寒。

清热解毒浴液

荔枝草、鱼腥草各 50 克,明矾 10 克。将上述药物加清水适量,浸泡 15 分钟,再煮沸 30 分钟,倒入盆内。趁热先熏后洗肛门,待药液温度至 37~40 ℃时,坐入盆内洗浴 20~30 分钟,每日两次。

【功效】 清热解毒,消肿敛疮。主治肛隐窝炎、肛乳头炎、炎性外痔、血栓性外痔、肛裂、肛门湿疹及内痔嵌顿等。

小贴士

注意浴室保持一定温度,避风寒。

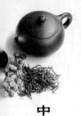

消肿止痛浴液

金银花、蒲公英、白菊花、艾叶、芒硝各30克，花椒、五倍子各20克，苍术、防风、侧柏叶各15克，葱白6根。将上述药物加清水适量，煎两次，去渣，将两汁混合加热后，倒入盆内，趁热先熏后洗肛门患处。每次20分钟，每日两次。

【功效】　清热解毒，消肿止痛。主治炎性外痔、肛管水肿、内痔脱出、血栓外痔、肛门湿疹。

小贴士

注意浴室保持一定温度，避风寒。

清热消肿浴液

槐花、艾叶、荆芥各15克，苦参30克，黄连、薄荷、栀子、枳壳、黄柏、大黄、白芷各15克，地骨皮、蛇床子各30克。将上述药物加清水适量，浸泡15分钟，再煮沸30分钟，倒入盆内。趁热先熏后洗肛门，待药液温度至37～40℃时，坐入盆内洗浴20～30分钟，每日两次。

【功效】　清热解毒，消肿止痛，散风止痒。主治痔疮、痔瘘肿胀疼痛。

小贴士

注意浴室保持一定温度，避风寒。

软坚消肿浴液

花椒、艾叶、葱白、五倍子、芒硝、马齿苋、茄根各15克。将上述药物加清水适量，浸泡15分钟，再煮沸30分钟，倒入盆内。趁热先熏后洗肛门，待药液温度至37～40℃时，坐入盆内洗浴20～30分钟，每日3次。

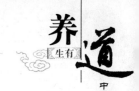

【功效】 清热解毒，软坚消肿。主治痔瘘。

小贴士

注意浴室保持一定温度，避风寒。

 养肺药浴 ///

荆防解表浴液

麻黄 10 克，薄荷 15 克，荆芥 15 克，防风 15 克，生姜 15 克。将上述药物择净，加水 2 000 毫升，水煎两次，浓缩液合并后浓煎至 500 毫升，待药温用药汁浴足，每次 10～15 分钟，每日两次，每日用药 1 剂，3 剂为一疗程。

【功效】 该浴液辛温发热解表，主治风寒感冒。

小贴士

注意浴室保持一定温度，避风寒。

清热疏风浴液

金银花、连翘、芦根、桑叶、菊花、防风各 20 克。用全身温水浴。将以上 6 味药捣碎，放入砂锅内，文火煎煮到微沸，滤取药液两升。将药液倒入已清洗消毒的浴盆内，加温水调节水温至 37 ℃左右，即可浴足。每次浸泡 20～30 分钟，每日 1 次，浴后适当饮水，以助出汗解表。

【功效】 清热解毒，疏散风热。主治风热感冒。

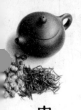

小贴士

注意浴室保持一定温度，避风寒。

解表除湿浴液

藿香 20 克，紫苏 20 克，川厚朴 20 克，苍术 25 克，白芷 20 克。将上述药物择净，水煎取药汁 1.5 升，分装 3 瓶，每次取 1 瓶，放入浴盆温热水中，浴足 10～15 分钟，每日 1～2 次，病愈即止。

【功效】 解表除湿宽中。主治夏日多见之暑湿感冒。

小贴士

注意浴室保持一定温度，避风寒。

清热解毒浴液

大青叶 50 克，板蓝根 50 克，贯众 50 克，金银花 30 克，连翘 20 克。将上述药物择净，水煎趁热薰薰，以促汗出。或将药汁放入浴盆温热水中，浸浴全身 10～15 分钟，每日 1 次，病愈即止。

【功效】 清热解毒。主治时行感冒，即流感。

小贴士

注意浴室保持一定温度，避风寒。

清肺降气浴液

枇杷叶、杏仁、紫苏叶各 30 克。加水两升，水煎取汁 1 升，滤取药液，浴足。每次 15 分钟，每日两次。

【功效】 清肺降气，化痰止咳。主治外感风热咳嗽。

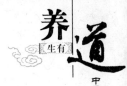

小贴士

注意浴室保持一定温度,避风寒。

止咳平喘浴液

胡椒 7 粒,桃仁 10 粒,杏仁 4 粒,栀子仁 10 克。将上述药物加水煎取药液 1 500 毫升。当药液温度降至 40～50 ℃时,将两足放入药液中浸泡。每次 30 分钟,每日两次。

【功效】　止咳平喘,下气消痰。主治久咳兼见痰多、喘息。

小贴士

注意浴室保持一定温度,避风寒。

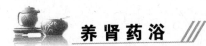 **养肾药浴**

艾叶温经浴液

艾叶 35 克,食盐 12 克。将上述药物用水煎,温洗腰腹部,每日 1 次。

【功效】　温经活血止痛。

小贴士

注意浴室保持一定温度,避风寒。

双花调经浴液

月季花 30 克,鸡冠花 10 克,寻骨风 15 克。将上述药物用水煎,足浴,每日 1 次。

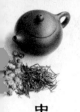

【功效】 活血调经止痛。

小贴士

注意浴室保持一定温度,避风寒。

温经止痛浴液

山楂、乳香、没药、穿山甲、川厚朴、白芍药、甘草、桂枝各10克,葛根30克。将上述药物用水煎,加食醋50毫升,足浴,每日1次。

【功效】 调经止痛。

小贴士

注意浴室保持一定温度,避风寒。

疏肝理气浴液

乌药、砂仁、延胡索、香附、木香各10克。将上述药物用水煎,足浴,每日1次。

【功效】 疏肝理气止痛。

小贴士

注意浴室保持一定温度,避风寒。

清热调经浴液

益母草、车前草各30克,黄柏、牛膝、通草各10克。将上述药物用水煎,足浴,每日1次。

【功效】 清热利湿,调经止痛。

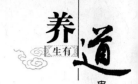

活血调经浴液

益母草 50 克,蚕沙适量。将上述药物加水 1 升,煎沸取汁,先温洗小腹,再取蚕沙适量炒热,布包熨小腹。

【功效】　活血调经,祛淤生新。

活血通经浴液

生地黄、当归、赤芍药、红花、五灵脂、大黄、牡丹皮、茜草、木通各 20 克。将上述药物加水 1.5 升,共煮,去渣取汁,淋洗脐下。每次 30 分钟,每日 1 次,7 日为 1 个疗程。

【功效】　清热凉血,活血行气通经。

温经散寒浴液

鸡冠花、山楂各 30 克,艾叶 10 克。将上述药物切碎,加水煎煮,滤取药液,趁热足浴,每次 30 分钟,每日 1 次。

【功效】　行气散淤,温经散寒。主治闭经寒凝血淤者。

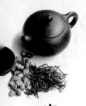

活血散淤浴液

　　大黄、红藤、艾叶、败酱草、黄柏、莪术、红花、当归、牡丹皮、枳实、泽兰各10克。将上述药物研碎,加水煎煮,滤取药汁,待温浸浴下半身。每日1次。

　　【功效】 清热燥湿,泻火解毒,活血散淤。主治闭经实热者。

活血通络浴液

　　牛膝20克,当归、柴胡各12克,白术、白芍药、茯苓各10克,薄荷3克,三棱6克。将上述药物清水浸泡30分钟,加水两升煎汤,煮沸20分钟后去渣取汁。剩余药渣再加水两升煎汤,前后两液混合后待温浴足。每次30分钟,每日1次。

　　【功效】 疏肝行气,活血通络,引血下行。

利水消肿浴液

　　荷叶100克。将荷叶酒蒸取药液,淋洗脐腹部,每次10分钟,每日2～4次。

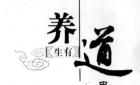

【功效】 利水消肿。主治腹水胀满。

小贴士

注意浴室保持一定温度,避风寒。

疏肝解郁浴液

刺蒺藜 200 克。将刺蒺藜煎汤取汁,擦洗脐腹部。每次 20 分钟,每日 4 次。

【功效】 疏肝解郁。主治腹水胀满、胸胁不舒。

小贴士

注意浴室保持一定温度,避风寒。

化淤利水浴液

麻黄 10 克,细辛 3 克,桂枝 6 克,红花 6 克,川椒 15 克,丹参 30 克,防风 10 克,川芎 10 克,荆芥 10 克,大腹皮 30 克。加水两升,水煎取汁 1 升,滤取药液。将药液置于盆内,足浴。每次 30 分钟,每日 1 次,以遍身微微汗出为度。

【功效】 辛温透达,化淤利水。主治肝硬化腹水。

小贴士

注意浴室保持一定温度,避风寒。

散寒通阳浴液

黄酒 1 000 毫升。将黄酒倒入盆内,浸洗双足。每次 40～60 分钟。

【功效】 散寒通阳。主治虚寒性癃闭。

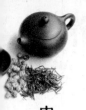

小贴士

注意浴室保持一定温度,避风寒。

通阳利尿浴液

木通、生姜、陈皮各 30 克,葱白 50 克,川椒 15 克。将上述药物以水适量煎煮 30 分钟,滤取药汁,倒入盆中,适冷暖令病人坐盆中浸之,另将药渣于病人脐腹下熨之,亦有良效。

【功效】 通阳下气,利小便。主治尿潴留。

小贴士

注意浴室保持一定温度,避风寒。

利尿通淋浴液

滑石粉、大黄各 60 克,雷丸、苦参、石膏、秦皮各 30 克,麻黄 40 克。将上述药物粗捣,加水适量,煮 30~40 分钟,滤去渣滓,温浴病人,由脐至腹,浴后拭干,置病人于避风处。

【功效】 利水通淋,清利湿热。主治小儿小便不通,发热腹满。

小贴士

注意浴室保持一定温度,避风寒。

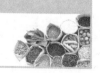

活血行气浴液

当归 60 克,羌活 60 克,乳香 60 克,没药 60 克。将上述药物共研粗末,分装入两个布袋,上锅蒸约 10 分钟,外洒黄酒适量,趁热熨敷于患处,每日 3 次。

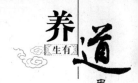

【功效】 活血行气,祛风止痛。主治急性腰扭伤引起的腰痛。

化淤止痛浴液

酒当归尾 10 克,炒赤芍药 6 克,牡丹皮 6 克,防风 6 克,汉防己 10 克,秦艽 6 克,木瓜 6 克,川芎 9 克,杜仲 10 克,牛膝 10 克。将上述药物加水煎煮 30 分钟,去渣,取药液,温洗患处,每日 1 次。

【功效】 活血化淤,疏通经络。主治淤血型腰痛。

利尿通淋浴液

地榆 250 克。将上述药物加水 500 毫升,浸泡 30 分钟,煎煮 30 分钟,去渣,趁热淋洗腰腹部,每日 1 次。

【功效】 凉血止血,利尿通淋。主治血淋证。

清热利尿浴液

白茅根、马齿苋、车前草各 100 克。将上述药物用纱布包裹,放入有热水的浴盆内浸泡 30 分钟。然后入浴 20 分钟,每日 1 次。

【功效】 清热利尿通淋。主治热淋,症见尿频、尿黄赤、尿道灼热等。

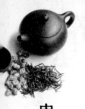

凉血通淋浴液

小蓟 50 克,益母草 40 克,牛膝 25 克,车前子 10 克,血余炭 3 克。将上述药物加清水 1 升煎沸,去渣,将药液倒入盆中,趁热熏洗下腹部。每日早、晚各 1 次。

【功效】 凉血止血。主治血淋腹痛,症见尿道涩痛、尿液带血等。

活血利尿浴液

鱼腥草 30 克,白茅根 15 克,黄柏 10 克,赤芍药 20 克。加水两升,水煎取汁 1 升,滤取药液。熏洗前阴,每次 30 分钟,每日 2 次。

【功效】 活血利尿通淋。主治血淋有热者。

解毒止痒浴液

鲜石榴根皮 50 克,鲜桃树叶、苦楝皮、生黄柏各 30 克,鲜桉树叶 25 克,花椒 20 粒,冰片 3 克(后下)。将上述药物水煎弃渣后加入冰片,趁热先熏蒸,待水温后外洗。每次 20 分钟,每日 2 次,5 日为 1 个疗程。

【功效】 清热解毒,杀虫止痒。

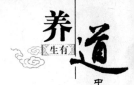

小贴士

注意浴室保持一定温度,避风寒。

养血止痒浴液

白鲜皮、鸡血藤、百部、生地黄各 30 克,麻黄 9 克,红花 6 克,淫羊藿 15 克。将上述药物水煎过滤去渣,倒入盆内坐浴。每次 30 分钟,每日 2 次。

【功效】 养血生津,止痒。

小贴士

注意浴室保持一定温度,避风寒。

杀虫止痒浴液

蛇床子 30 克,野菊花 15 克,苦参 12 克。将上述药物加水适量,煎汤过滤去渣,倒入盆内,趁热熏洗阴部。每日 1 剂,每日洗 2~3 次。

【功效】 清热燥湿,杀虫止痒。

小贴士

注意浴室保持一定温度,避风寒。

燥湿止痒浴液

蒲公英、黄柏、苦参、生大黄、紫槿皮各 20 克,生黄精 30 克,川椒 15 克。将上述药物煎 30 分钟。趁热熏蒸外阴,待温度不烫手时,把一部分药液倒入另一干净的水盆中,用少量纱布缠在右手示指(食指)上,蘸药水洗外阴、阴道。每晚熏洗 1 次。

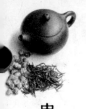

【功效】 清热解毒,燥湿止痒。

小贴士

注意浴室保持一定温度,避风寒。

燥湿杀虫浴液

苦参、蛇床子各30克,白头翁、百部各15克,冰片(后下)、雄黄(后下)各5克。将上述药物加清水适量,煮沸10分钟,将药液倒入盆内,趁热先熏后洗外阴、阴道。每次熏洗30分钟,每日早、晚各1次。

【功效】 清热解毒,燥湿杀虫。

小贴士

注意浴室保持一定温度,避风寒。

调补冲任浴液

蒲公英、生山药、生薏苡仁、土茯苓、椿根皮各20克,芡实、金银花、白花蛇舌草各15克,黄柏、白果、柴胡各10克,车前子12克(包煎)。将上述药物清水浸泡30分钟,加水两升煎汤,煮沸20分钟后去渣取汁,待温后浴足。每次30分钟,每日2次。

【功效】 清热解毒,祛湿健脾,调补冲任。

小贴士

注意浴室保持一定温度,避风寒。

清热杀虫浴液

蛇床子、苦参各35克,白头翁、仙鹤草、乌梅各20克。将上述药物

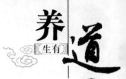

煎汤取汁,先用蒸汽熏外阴,待水温适中时再用药液坐浴,并清洗阴道。

【功效】 清热燥湿,杀虫。

小贴士

注意浴室保持一定温度,避风寒。

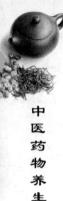
第五章 中药敷贴养生

认识中药敷贴

早在原始社会里，人们用树叶、草茎之类涂敷伤口治疗与猛兽搏斗所致的外伤而逐渐发现有些植物外敷能减轻疼痛和止血，甚至可以加速伤口的愈合，这就是中药贴敷治病的起源。

春秋战国时期，对穴位贴敷疗法的作用和疗效已有一定的认识，逐步运用于临床，开创了现代膏药之先河。

东汉时期的医圣张仲景在《伤寒杂病论》中记述了烙、熨、外敷、药浴等多种外治之法，而且列举的各种贴敷方，有证有方，方法齐备，如治劳损的五养膏、玉泉膏，至今仍有效地指导临床实践。

晋唐时期，穴位贴敷疗法已广泛应用于临床。葛洪的《肘后备急方》中记载"治疟疾寒多热少，或但寒不热，临发时，以醋和附子末涂背上"，并收录了大量的外用膏药，如续断青、丹参青、雄黄膏、五毒神膏等，注明了具体的制用方法，其用狂犬脑外敷伤口治疗狂犬病的方法，实为免疫学之先驱。

宋明时期，中药外治法不断改进和创新，极大地丰富了穴位贴敷疗法的内容。如宋代《太平圣惠方》中记载："治疗腰腿脚风痹冷痛有风，川乌头三个去皮脐，为散，涂帛贴，须臾即止"。《圣济总录》中指出："膏取其膏润，以祛邪毒，凡皮肤蕴蓄之气，膏能消之，又能摩之也"，初步探讨了膏能消除"皮肤蕴蓄之气"的中药贴敷治病的机理。李时珍的《本草纲目》中更是收载了不少穴位贴敷疗法，并为人们所熟知和广泛采用。如

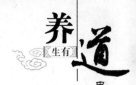

"治大腹水肿，以赤根捣烂，入元寸，贴于脐心，以帛束定，得小便利，则肿消"等等，另外吴茱萸贴足心治疗口舌生疮、黄连末调敷脚心治疗小儿赤眼至今仍在沿用。

清代，可以说是穴位贴敷疗法较为成熟的阶段，出现了不少中药外治的专著，其中以《急救广生集》、《理瀹骈文》最为著名。《急救广生集》又名《得生堂外治秘方》，是程鹏之经数十年精心汇聚而成，详细地记载了清代嘉庆前千余年的穴位外敷治病的经验和方法，并强调在治疗过程中应注意"饮食忌宜"、"戒色欲"等，是后世研究和应用外治的经典之作。继《急救广生集》刊行59年之后，"外治之宗"吴师机结合自己的临床经验，对外治法进行了系统的整理和理论探索，著成《理瀹骈文》一书。书中每病治疗都以膏药敷贴为主，选择性地配以点、敷、熨、洗、搐、擦等多种外治法，且把穴位贴敷疗法治疗疾病的范围推及内、外、妇、儿、皮肤、五官等科，提出了"以膏统治百病"的论断。

新中国成立以来，专家学者们对历代文献进行考证、研究和整理，大胆探索，不但用本法治疗常见病，而且应用本法治疗肺结核、肝硬化、冠心病、高血压、传染病以及其他疑难病种。

尤其在科技日新月异的今天，许多边缘学科及交叉学科的出现，为穴位贴敷疗法注入了新的活力，一方面运用现代生物、物理学等方面的知识和技术，研制出新的具有治疗作用的仪器并与穴位贴敷外治协同运用，另一方面研制出不少以促进药物吸收为主，且使用方便的器具。

温馨提示

（1）准备姿势

贴药时，必须很好地掌握病人姿势。根据患病部位或穴位所在部位，分别采取平卧（侧卧、俯卧、仰卧）、正坐、俯首、平肩等姿势，使药物能伏贴稳当，以防药物流失或灸熨烧灼。

（2）注重消毒

贴药部位要按常规消毒。因皮肤受药物刺激会产生水疱和破损，容易发生感染。通常用75％乙醇棉球作局部消毒。贴药后要外加固定，以防药物脱落。通常选用的是医用胶布或不含药物的清膏。若贴在头

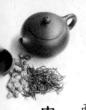

面部的药物,外加固定特别重要。这可防止药物掉入眼内,避免发生意外。

(3) 注意时间

小儿的皮肤嫩薄,不宜用刺激性太强的药物,贴药时间也不宜太长,一般只能贴1~7小时或1小时以内,以免引起不良反应。并要注意做好护理,勿令抓破和拭擦。

(4) 悉心实践

每个或每组穴位,不宜连续敷贴过久,要交替使用,以免药物刺激太久造成皮肤溃疡,影响继续治疗。孕妇的腹部、腰骶部及某些敏感穴位,如合谷、三阴交穴等处不宜采用贴药发疱治疗。有些药物,如麝香等孕妇禁用,以免引起流产。穴位贴饼剂或贴药后加灸加熨,要掌握温度适当,不能烫伤。灸后的艾炷要及时熄灭,以防复燃,引起火灾事故。使用膏剂敷贴时,应注意膏的软硬度,并须及时更换,以防药膏干燥、裂伤皮肤,引起疼痛或溃烂。

 养心敷贴 ///

穴位安神膏

【组成】 朱砂50克,石菖蒲50克,蜂蜜20克,二甲基亚砜(浓度50%)30毫升。

【用法】 朱砂、石菖蒲共研细末,过100目筛,蜂蜜炼至滴水成珠,将药粉与蜂蜜同二甲基亚砜混合,加工成直径约1厘米,厚约二分钱硬币厚度即可,装瓶密封保存。每晚临睡前用热水洗脚后擦干,取穴位安神膏一片敷贴脚心涌泉穴,外用胶布固定,用手指按压涌泉穴进行按摩3~5分钟,以穴位有热、胀感为止。每日换药1次,按摩次数不限。

【来源】 《中医外治杂志》

龙骨膏

【组成】 生龙骨50克(研细粉),珍珠粉10克,琥珀10克(研细

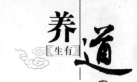

粉)。

【用法】 上药混舍调匀,装瓶备用。每晚睡前取药粉3～4克,加鲜竹沥少许调湿,分成两份,分别贴于手心(劳宫穴周围),外用胶布固定,每晚换药1次。交待病人睡前贴药后,用手指轮流缓慢按压贴药部位20～30分钟。治疗期间除高血压病人继续服降压药外,一般停止使用其他药物。

【来源】 《中医外治杂志》

五倍子敷贴膏

【组成】 五倍子、朱砂、麝香止痛膏。

【用法】 前两味药按5∶3的比例,共研极细末,取适量药料填满神阙穴,然后用麝香止编膏覆盖固定,每24小时换药1次。

【来源】 《中医外治杂志》

麻黄根敷贴膏

【组成】 麻黄根、五倍子、郁金。

【用法】 上药按1∶1∶2比例共研极细末,过1～20目筛后装瓶备用。用药前将双侧乳中穴至乳晕部擦洗干净,取上药末(约3克)加入适量蜂蜜调成膏状,以示指将调成的止汗膏剂由乳中向乳晕部外擦。涂毕,在止汗膏上覆盖敷料,以胶布固定。24小时后揭去,不宜者更换新药膏。3日为1疗程。治疗期间停用其他止汗药物。

【来源】 《中医外治杂志》

麻芪桂芍二子散

【组成】 五味子、煅牡蛎、麻黄根、桂枝各5克,生地、熟地、当归、白芍、麦冬各4克,煅五倍子、生黄芪各6克,白术4克,黄芩3克。

【用法】 上药研成细末,装瓶密封保存,用时取5～7克,与食醋适量调成糊状,置于脐部(神阙穴),以伤湿止痛膏贴盖固定,并用热水袋或神灯(特定电磁波)照射10分钟左右,48小时后换药1次,10次为1个疗程。适用于营卫不和、肺脾气虚、阴虚火旺等所致的汗症（自汗、盗汗）。

【来源】 《中医外治杂志》

止汗散

【组成】 郁金粉 0.24 克，牡蛎粉 0.06 克。

【用法】 上药和匀，以米汤适量调和，分为两份，放在患儿乳中穴，用胶布固定，每 24 小时换药 1 次。

【来源】 《定位用药》，人民军医出版社，1993 年。

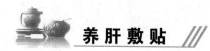 养 肝 敷 贴

头痛敷贴方

【组成】 全蝎 21 个，地龙 6 条，蝼蛄 3 个，五倍子 15 克，生天南星 30 克，生半夏 30 克，白附子 30 克，木香 9 克。

【用法】 上药共研细末，加 1/2 的面粉，用酒调成饼，摊贴太阳穴，用纱布包裹固定。

【来源】 《穴位用药》

头风膏

【组成】 川乌、白附子、生天南星、川芎、细辛、樟脑、冰片各等份。

【用法】 上药研碎为末，过 120 目筛，使用时取其粉末适量，以蜂蜜调成糊状，涂于直径约 15 厘米的胶布上，将药物连同胶布一起贴于两侧的太阳穴，每次敷贴 6～8 小时，每日 1 次，5 次为 1 个疗程。

【来源】 《中医外治杂志》

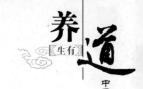

祛晕散

【组成】　马钱子12克(去壳,取仁),白丑2克,黑丑2克,鸡苦胆12克(鲜用)组成。取前三味药混匀捣碎,然后加入鸡苦胆共捣成膏状,装入棕色瓶中备用。

【用法】　用药前将脚洗净,洗法为:先用温水洗净,擦干。换淡温盐水(每2000毫升水中加食盐50克)浸洗10分钟,然后将脚擦干,取配好的药膏敷于涌泉穴上,用纱布包敷,胶布固定。静卧10～15小时,隔日1次,4次为1个疗程。治疗期间禁烟、酒、房事,停服降压药物,但高危者应及时采用降压措施治疗。

【来源】　《中医外治杂志》

桃仁胜晕散

【组成】　桃仁、杏仁各12克,栀子3克,胡椒7粒,糯米14粒。

【用法】　上药共捣烂,加1个鸡蛋清调成糊状,分3次用。于每晚临睡前敷贴于足心涌泉穴,晨起除去不用。每晚1次,每次敷1足。两足交替敷贴。6次为1个疗程。每3日测量一次血压,敷药处皮肤出现青紫色无妨。

【来源】　《中药敷贴疗法》

解毒愈肝散

【组成】　青黛、猪苓、川芎各100克,血竭30克,人工牛黄10克。

【用法】　上药共研成粉末(过120目筛)备用,用镇江白醋、蜂蜜各等份拌和,涂于直径1厘米的圆形塑料薄膜上,药糊厚1毫米,敷贴双肝俞、右期门、章门穴位上,用胶布固定,每24小时更换1次,30日为1个疗程。

【来源】　《中医外治杂志》

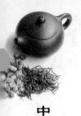

青黛四黄膏

【组成】 黄连、黄芩、黄柏、大黄各等份,青黛半份。

【用法】 上药研成细末和匀,以水蜜各半调成膏,摊于纱布上敷右侧期门穴(第6肋间隙中,直对乳头)。并用胶布固定,每日1贴。

【来源】 《中医外治杂志》

清肝散膏

【组成】 丹参20克,黄芩15克,五味子10克,虎杖15克,茵陈15克,大黄10克(市售颗粒剂)。

【用法】 加少量水调匀,铺在市售麝香止痛膏上,约8厘米×8厘米。在患者神阙、肝区、肝俞穴变替敷药,每日换1次。

【来源】 《中医外治杂志》

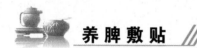 养脾敷贴 ///

消渴膏

【组成】 阿魏、黄芪、人参、郁金、海龙、海马、乳香、没药、琥珀、麝香。

【用法】 用芝麻油熬膏制成膏药。先针气海穴,出针后将膏药贴上,每10日更换1次。

【来源】 《中医外治杂志》

通便膏

【组成】 大黄、厚朴、枳实各2份,火麻仁3份,芒硝、番泻叶各1份。

【用法】 上药共研末过筛,用透皮剂调和成膏备用。使用时先将此通便膏填纳于脐中神阙穴,再用麝香膏固定,每日调换1次,调换时先用温水湿敷片刻,再揭麝香膏。

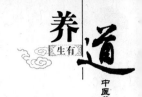
【来源】　《中医外治杂志》

大黄膏

【组成】　大黄粉。

【用法】　取大黄粉适量,水调成膏。外敷上巨虚、下巨虚两穴,每日1次,每次4小时。

【来源】　《广东医学》

吴茱萸膏

【组成】　吴茱萸30克,胡椒30粒,凡士林适量。

【用法】　将吴茱萸、胡椒研成细粉,每次以凡士林作为基质,制成每粒含药粉1克的锭,将脐部洗净擦干,放一枚药锭于脐内,上盖伤湿止痛膏加以固定,每24小时换药1次,7日为1个疗程。

【来源】　《中医外治杂志》

大蒜敷贴膏

【组成】　大蒜、大粒食盐适量。

【用法】　将大蒜与食盐炒热,用布包好,热熨腹部。暴泻、久泻、寒泻者,大蒜20克,朱砂0.3克,捣烂压成饼状,贴脐中及涌泉穴。

【来源】　《中医外治杂志》

消痔膏

【组成】　冰片10克,五倍子、芒硝各15克,白芷、黄柏、栀子、大黄、苍术、金银花各30克,地榆炭、槐角炭各60克。

【用法】　上药共研细末,过80目筛,装袋备用。将患处洗净、擦干,取中药20克,用茶水及少量凡士林调成膏状,涂于患者肛门周围,纱布覆盖,胶布固定。早、晚各换药1次,10日为1个疗程。注意:用药期间保持大便通畅,忌辛辣、生冷、厚燥之品。

【来源】　《中医外治杂志》

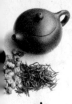

 养 肺 敷 贴 ///

简便止咳散

【组成】 胡椒粉、清凉油各适量。

【用法】 两药调和。将调和的药膏摊于 3 厘米×5 厘米大小的追风膏上(可根据患者的躯体大小而定追风膏大小)贴于双侧肺俞穴。8～12 小时换药 1 次,5 日为 1 个疗程。

【来源】 《中医外治杂志》

散寒散

【组成】 醋炒延胡索 30 克,白芥子、细辛、葶苈子各 15 克。

【用法】 以上诸药共研细末,生姜汁适量调膏,分摊于 10 块 4 厘米×5 厘米大小的塑料薄膜上,贴于百劳、肺俞、膏盲、足三里、丰隆穴(均为双穴)。贴药时间:春夏 3～6 小时,秋冬 6～12 小时。10 日贴 1 次,伏天连贴 3 次;其他季节根据发病情况可贴 3～5 次,以控制咳喘发作。

【来源】 《中医外治杂志》

白芥子散

【组成】 白芥子、延胡索各 30 克,细辛、葶苈子、麻黄、干姜各 10 克,氨茶碱 2 片。

【用法】 上药除氨茶碱粉碎过 80 目筛,生姜汁调膏,每穴用药粉 3 克,摊于 4 厘米×5 厘米大小的敷料或塑料薄膜上,再把研细的氨茶碱撒于药膏上,贴于肺俞、定喘、百劳、膏盲定(均为双穴),胶布固定。每次贴 2～4 小时,10 日贴 1 次,每年三伏天或三九天各贴药 3 次。

【来源】 《中医外治杂志》

夏桂散

【组成】 细辛、生半夏、甘遂、延胡索、肉桂各 5 克,白芥子 10 克。

【用法】 上药研细末调匀,另备麝香 2 克。用时先用生姜汁调药成

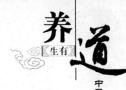

糊状,再加麝香药面,贴在胸椎第 3、5、7 节左右旁开 1.5 寸处,以及大椎穴,共贴 7 次,每次敷贴 2 小时,每年盛夏初伏、中伏、末伏各贴 1 次。

【来源】 《中药敷贴疗法》

养肾敷贴

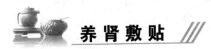

温经散

【组成】 肉桂、红花、炮姜、桃仁、细辛、川芎、吴茱萸、延胡索、天仙子、制川乌、冰片。

【用法】 上药粉碎过 100 目筛,装瓶密封备用。血热淤结型去肉桂、吴茱萸、炮姜,加黄柏。经前 3 日,取药粉 3 克加黄酒调敷,外敷神阙穴,胶布固定,隔日换药 1 次,用至经行 3 日为止。3 个月为 1 个疗程。另外,疼痛时,取上述药粉 0.5 克吹入一侧鼻孔,吹药时嘱患者屏气,以防药粉误入气管,引起呛咳。

【来源】 《中医外治杂志》

祛痛散

【组成】 延胡索 20 克,红花 10 克,食盐 50 克。

【用法】 先把延胡索、红花两味研成粗末,炒至药物发黄,用麻油调成糊状,外敷于脐部,用纱布覆盖其上,固定。另外,将食盐炒熟,置于一布袋内,外敷脐部,每日 3~5 次。

【来源】 《中医外治杂志》

温经活血剂

【组成】 干姜 30 克,肉桂 30 克,香附 50 克,高良姜 50 克。

【用法】 将上述药物用沸水浸泡,待温后,于药液中浸双足。每次20 分钟,每日 3 次。

【来源】 《中医外治杂志》

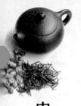

经痛散

【组成】 大黄、细辛、川芎、荆芥、肉桂、茴香、冰片等剂量。

【用法】 上药分类粉碎,过120目筛,然后用瓶或塑料袋包装,遮光密封备用。于每次月经前3～14日(即出现临床症状时),将药粉撒于神阙穴中,然后用麝香虎骨膏贴于穴位。隔日换药1次,至月经来潮。6个月经周期为1个疗程。

【来源】 《中医外治杂志》

利水散

【组成】 蓖麻仁30～40粒,石蒜10个。

【用法】 上药共捣成泥,外敷双足涌泉穴,每日换药1次,约10小时后小便即可增多,至肿消为度。急、慢性肾炎水肿而体质较佳者较为适宜。

【来源】 《中医外治杂志》

肾康敷剂

【组成】 土元、大黄、丁香、肉桂各10克,黄芪、黄精各30克,甘遂8克,穿山甲15克。

【用法】 上药共研细末,用时取适量,配以姜汁、大蒜适量,调成糊状,外敷于双肾俞穴、涌泉穴及神阙穴,外以麝香壮骨膏固定。每晚睡时敷,晨起除掉,连用2个月,后隔月用1个月。

【来源】 《中医外治杂志》

保肾膏

【组成】 ①保肾膏1号:肉桂、丁香、淫羊藿、肉苁蓉、乌梅、花椒等;②保肾膏2号:丁香、川牛膝、何首乌、乌梅、花椒等;③保肾膏3号:肉桂、丁香、川牛膝、何首乌、花椒等。

【用法】 上药按一定比例混合,研磨成细粉,再加生姜汁、蜂蜜按一定比例调成糊状,密封保存。将保肾膏调制成五分硬币大小敷贴于双肾

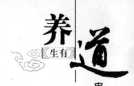

俞、命门、双复溜穴。治疗在伏天进行,每伏的第一天敷贴 1 次,每 10 日敷贴 1 次,每次 4～6 小时。中医辨证分型为肾阳虚型、肾阴虚型、肾阴阳两虚型的患者,分别对应使用保肾膏 1 号、保肾膏 2 号、保肾膏 3 号敷贴。

【来源】 《湖北中医杂志》

通淋散

【组成】 甘遂、半夏各 30 克,冰片 1.5 克。

【用法】 上药共研为细末,装瓶备用。用时取药末 3～5 克。加温水和面粉少许调成糊状,外敷于脐部,胶布固定。

【来源】 《中医外治杂志》

壮腰散

【组成】 川乌、草乌、肉桂、干姜、樟脑各 30 克,赤芍、天南星、白芷、甘松各 20 克,吴茱萸 10 克,威灵仙 50 克。

【用法】 上药共研极细粉末,每次 50 克,开水冲调如糊状,趁热敷贴于腰部痛处,用纱布覆盖其上,胶布固定,隔日 1 次,5 次为 1 个疗程。

【来源】 《中医外治杂志》

腰痛通痹散

【组成】 当归、牛膝、红花、土元、地龙、乌蛇、淫羊藿各 12 克,杜仲、山萸肉、川乌、草乌、桂枝、赤芍、甘草各 10 克,干姜、川芎、木瓜各 15 克,桑寄生、黄芪各 30 克。

【用法】 上药共研细粉,过 80 目筛,均为 5 等份,取其中 1 份,用食醋调制干湿适度,放锅内蒸,开锅后 5～10 分钟取出。令患者俯卧床上,找准患者腰椎间盘突出节段位置,上置纱布一层,后将从锅内取出的中药,待温度适宜均匀摊于纱布上,取红外线灯照射 1 小时,距离为 40 厘米,每日照射 1 次,10 日为 1 个疗程。

【来源】 《中医外治杂志》

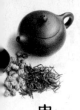

下焦逐瘀丹

【组成】 王不留行、三棱、莪术各 30 克,炒穿山甲、川牛膝、川芎、车前子各 15 克,石菖蒲 20 克。

【用法】 上药共研细末,瓶装备用。临用时取药末 10 克,以温水调和成团涂神阙穴,外盖纱布,胶布固定,每 3 日换药 1 次,10 次为 1 个疗程。

【来源】 《中医外治杂志》

消淋化浊膏

【组成】 益智仁、丹参、赤芍各 6 克,车前子、王不留行、穿山甲各 5 克,黄柏 10 克,冰片 3 克。

【用法】 上药共研细末,用凡士林调成膏剂,外敷肚脐,直径为 3～4 厘米,外用纱布覆盖,胶布固定,每隔 48 小时更换 1 次,14 日为 1 个疗程。

【来源】 《中医外治杂志》

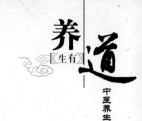
主要参考文献

[1] 薛建国,曾莉,过伟峰. 百草堂里话进补. 南京:东南大学出版社,2005

[2] 汪悦,曾莉. 实用名方大全. 南京:江苏科学技术出版社,2006

[3] 周春祥. 药浴养生. 上海:上海科学技术文献出版社,2010

[4] 章茂森,王全权. 安神和防治失眠美食便方. 北京:人民卫生出版社,2013

[5] 高学敏. 中药学. 北京:中国中医药出版社,2007